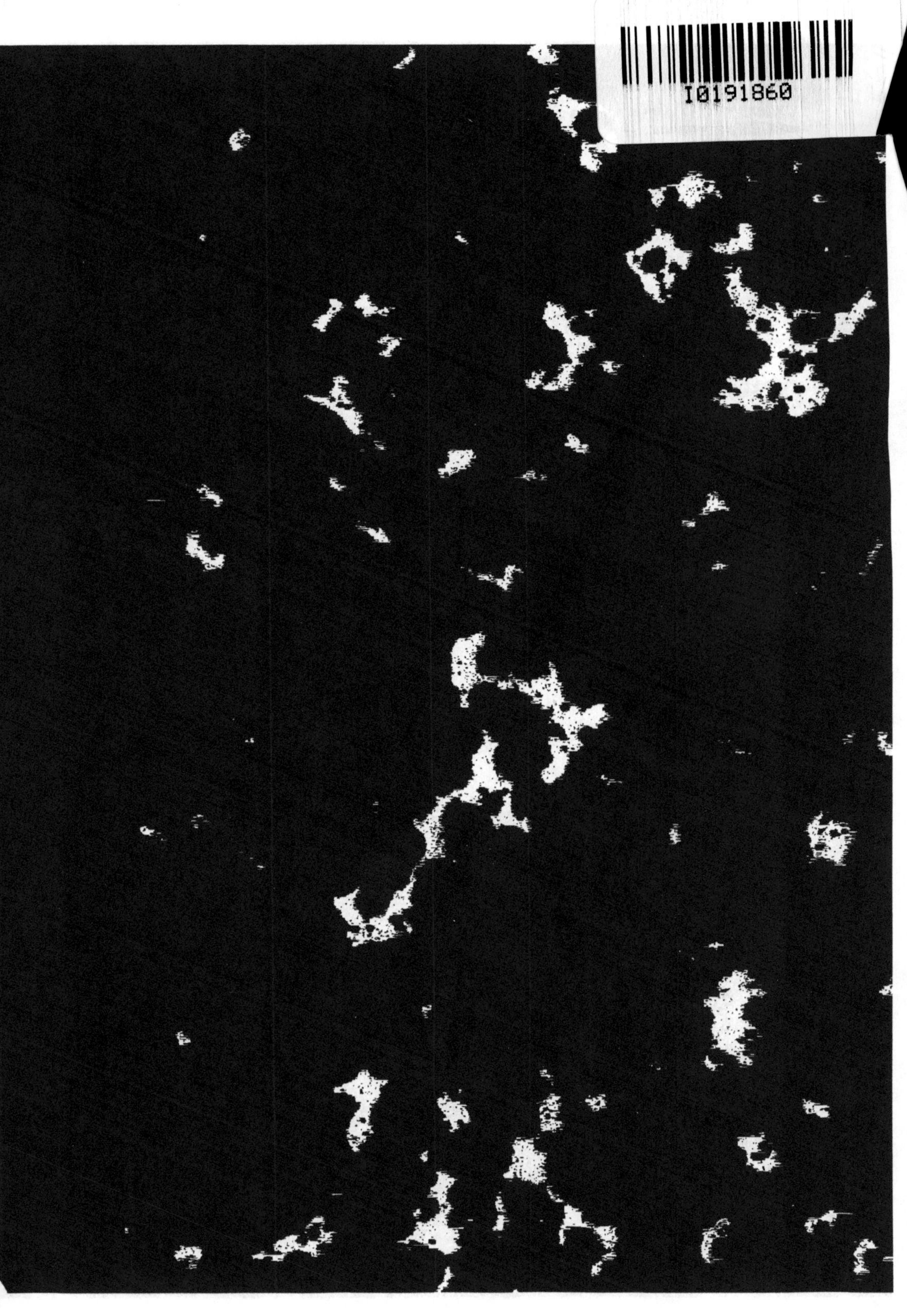

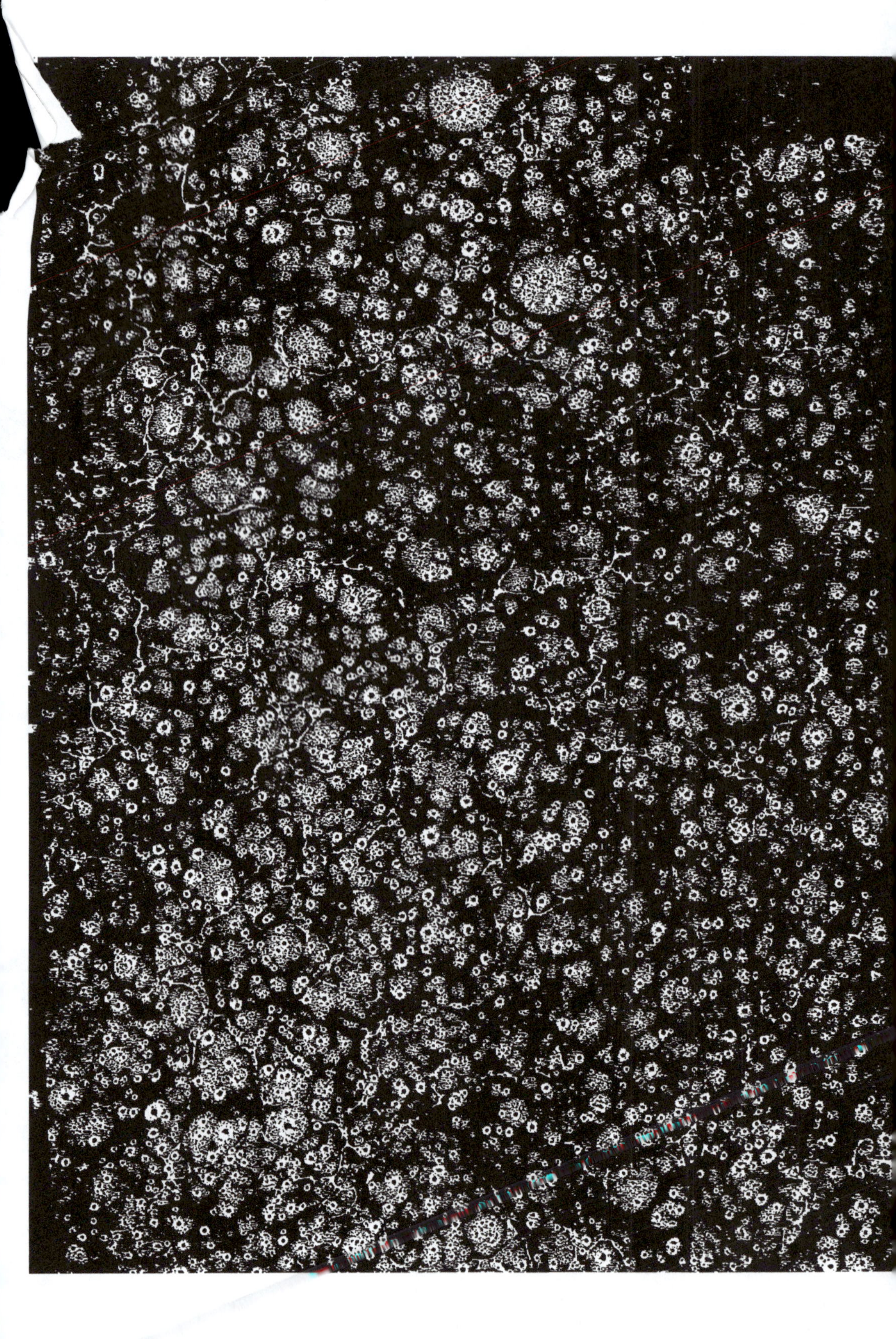

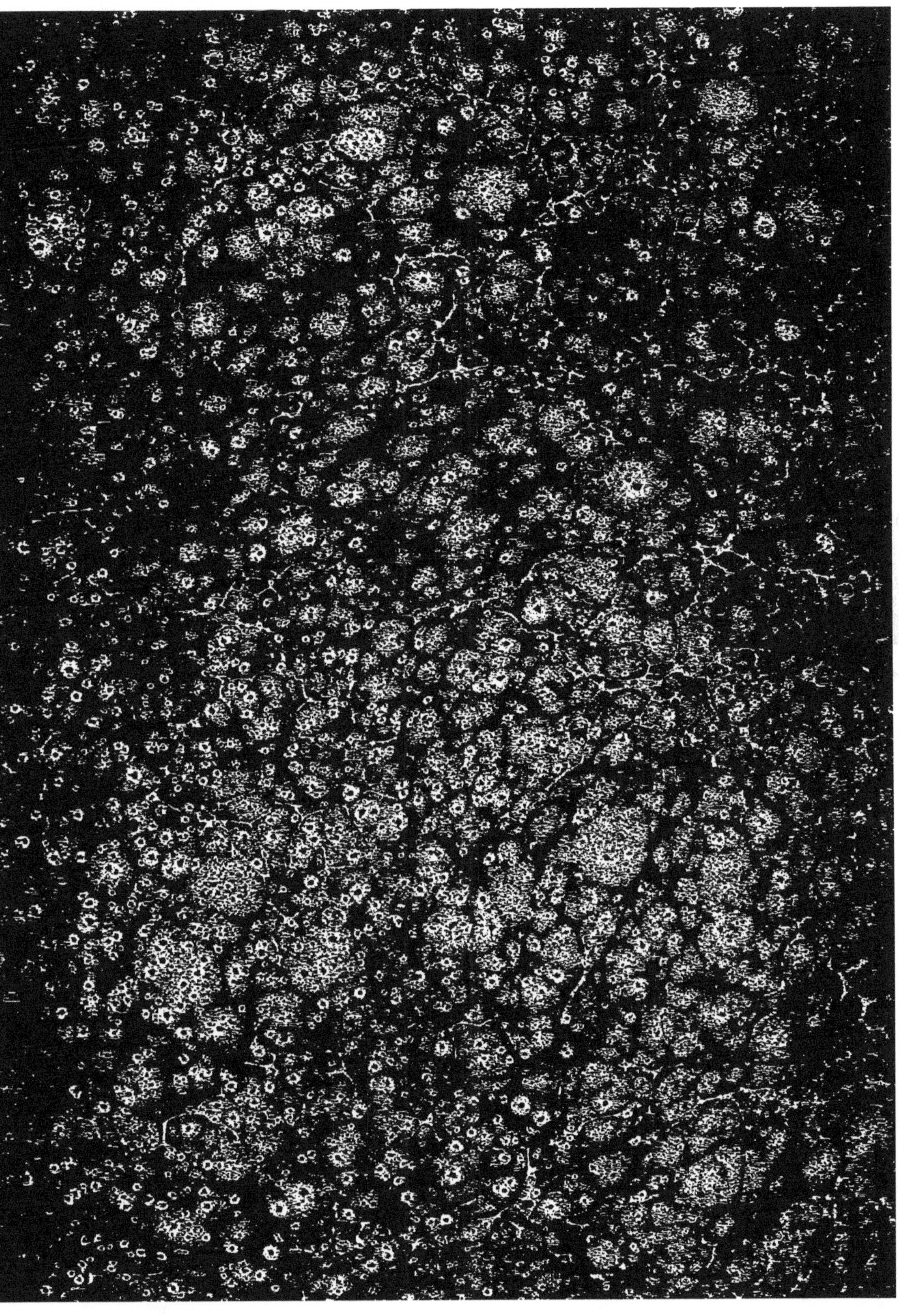

LEÇONS

ÉLÉMENTAIRES

D'ANATOMIE ET DE PHYSIOLOGIE

OU

DESCRIPTION SUCCINCTE

DES

PHÉNOMÈNES PHYSIQUES

DE LA VIE

DANS L'HOMME ET LES DIFFÉRENTES CLASSES D'ANIMAUX,

A L'AIDE DE L'ANATOMIE CLASTIQUE;

PAR L. AUZOUX,

DOCTEUR EN MÉDECINE.

1ère édition.

L'anatomie *clastique* ne suffit point pour faire un anatomiste, un médecin, un philosophe, mais elle dispose à le devenir.

PARIS,

J. B. BAILLIÈRE, LIBRAIRE,

RUE DE L'ÉCOLE DE MÉDECINE, 17.

JANVIER 1839.

COURS

D'ANATOMIE PHYSIOLOGIQUE.

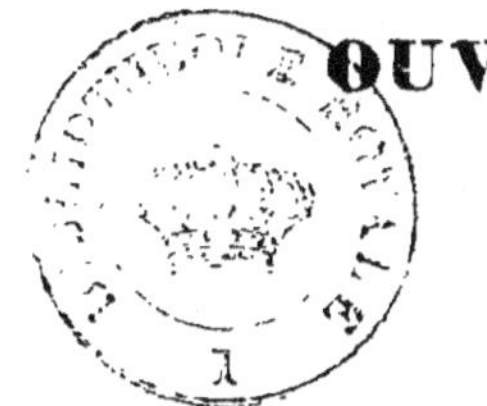

OUVERTURE DU COURS,

27 *JANVIER* 1839.

MESSIEURS,

L'empressement à suivre mes cours chaque année plus grand, ce nombreux concours de personnes de toutes les conditions et de tous les rangs, l'assiduité et l'attention que chacun apporte à nos démonstrations, me paraissent une preuve que si, jusqu'alors, l'étude de l'homme physique a été abandonnée ou au moins négligée par ceux qui n'y sont pas appelés par une nécessité de profession, cet abandon doit être attribué non à ce que cette science est dépourvue d'intérêt, mais plutôt au dégoût bien naturel qu'inspirent les préparations fraîches, et à l'insuffisance des moyens dont jusqu'alors on était obligé de se servir pour y suppléer.

Comment, en effet, supposer que dans un siècle où l'attention paraît particulièrement se porter sur l'étude de l'homme moral, on puisse être indifférent à l'étude de l'homme physique?

L'*anatomie* nous montre les organes, nous en fait connaître la texture; la *physiologie* indique la manière dont chaque organe remplit une fonction qui concourt à l'entretien de ce phénomène indéfinissable que l'on est convenu d'appeler vie.

Ordinairement on sépare l'étude de l'anatomie de l'étude de la physiologie : dans un premier cours, on montre les organes; dans un second, on dit comment ces organes sont appelés à remplir telle ou telle fonction, la manière dont s'opère cette fonction, et comment elle concourt à l'entretien de la vie.

J'ai cru ne pas devoir m'astreindre à cette règle presque générale, et dans un même cours, à l'aide de l'anatomie clastique, je vous montrerai les organes. Mes descriptions seront courtes, vous montrant l'organe même, le plaçant et déplaçant sous vos yeux, mieux que par tout ce que je pourrais dire vous en apprécierez la situation, la forme, la couleur et les connexions.

Appelant successivement votre attention sur toutes les parties qui servent à une même fonction, dans l'ordre d'après lequel elles y coopèrent, il me sera facile de vous en faire comprendre le jeu et le mécanisme, après vous avoir dit comment cette fonction s'exécute dans l'homme et les autres mammifères ; comme les années précédentes, je tâcherai de vous donner une idée générale de la manière dont elle s'opère dans les oiseaux, les reptiles, les poissons, les insectes, les mollusques.

Jusqu'alors renfermée dans l'enceinte des écoles de médecine, l'étude de l'anatomie paraissait n'avoir d'autre utilité que d'enseigner ce qu'il y avait à faire ou à éviter pour conserver la santé, apprécier la gravité d'une blessure et fournir les moyens d'y remédier.

Si, sous ce rapport, l'anatomie était utile aux médecins et aux chirurgiens, est-elle moins utile :

Au philosophe, qui doit connaître l'homme moral et les besoins qui le font agir;

Au magistrat, qui doit rechercher l'auteur d'un crime; qui, pour diriger son enquête, n'a souvent d'autre indice que la forme et l'aspect de la blessure, la profondeur et la direction de la plaie, etc.;

Au juré, qui est appelé à prononcer sur la gravité du crime, si la blessure est le fait d'un suicide, d'une simulation de meurtre, ou d'un assassinat, etc.;

Au législateur, qui est appelé à la confection des lois qui intéressent la sûreté et la salubrité publique;

A l'agent de la force publique, chargé de l'exécution des lois;

A l'officier de terre ou de mer, s'il sait que, par la simple application du doigt sur le trajet d'une artère, il peut arrêter presque toutes les hémorragies d'un membre?

On conçoit difficilement que cette science, d'une application si large, si générale, ne fasse point encore partie de l'enseignement universitaire : tel était le vœu, cependant, de Montesquieu, de Bossuet, de Demarsais, et de tous ceux qui se sont le plus occupés de l'instruction publique.

On le conçoit difficilement, surtout en pensant qu'à l'aide de l'anatomie clastique, on peut, sans dégoût et en quelques séances, acquérir des notions qui suffiraient pour donner de cette science des connaissances générales et toujours utiles.

En effet, ne semble-t-il pas qu'il suffit de montrer un de ces modèles, de dire ce qu'on entend par os, muscles, artères, veines, nerfs et viscères, et d'en indiquer les usages.

Tel est le véritable objet des leçons dont se composera ce cours.

PROGRAMME.

PREMIÈRE SÉANCE. — Description succincte de tous les organes qui entrent dans la composition du corps humain; explication des principaux phénomènes de la vie : DIGESTION, RESPIRATION, CIRCULATION, SÉCRÉTIONS, INNERVATION, envisagées d'une manière générale.

DEUXIÈME SÉANCE. — APPAREIL DIGESTIF, son mécanisme, MASTICATION, INSALIVATION, DÉGLUTITION, CHIMIFICATION, DÉFÉCATION, formation du CHYLE.

TROISIÈME SÉANCE. — Appareil de la RESPIRATION, coloration du sang par l'air, transformation du CHYLE en sang.

Formation des sons, du chant, de la voix, toux, éternument, etc.

QUATRIÈME SÉANCE. — Appareil de la CIRCULATION, circulation artérienne, circulation veineuse.

SÉCRÉTIONS et EXCRÉTIONS. Comment la masse du sang, continuellement dépensée par les sécrétions, est réparée par le CHYLE.

CINQUIÈME SÉANCE. — Appareil de l'INNERVATION, cerveau, moelle épinière, et nerfs.

Influence du cerveau sur les organes; comment les sensations perçues par ces mêmes organes sont rapportées au cerveau.

SIXIÈME SÉANCE. — DU TOUCHER, DU GOUT, DE L'ODORAT, DE LA VISION ET DE L'AUDITION. Description des organes qui servent à ces fonctions.

SEPTIÈME SÉANCE. — Appareil de la VIE ORGANIQUE; organes dont les fonctions sont indépendantes du cerveau, et dont les sensations ne sont point rapportées au cerveau; classification de ces organes; inductions pathologiques.

Comment ces organes peuvent être malades sans que nous en ayons la conscience.

HUITIÈME SÉANCE. — De la CONCEPTION et du développement du fœtus aux différentes époques de la gestation; nutrition du fœtus dans le sein de la mère.

Les parties qui entrent dans la composition de la machine animale se divisent *en os*, *muscles*, *artères*, *veines*, *nerfs et viscères.*

Les os sont les parties les plus dures, les plus solides de cette machine; leur assemblage forme ce que l'on appelle le squelette, espèce de charpente qui supporte les parties molles dans l'état frais. Ces os sont unis entre eux par des fibres ligamenteuses qui permettent de les mouvoir les uns sur les autres; un bourrelet élastique *cartilage*, revêt les surfaces articulaires; une espèce de poche, *capsule synoviale*, placée dans l'articulation continuellement humectée d'un liquide onctueux, favorise le frottement de ces surfaces articulaires.

Les MUSCLES sont des masses fibreuses, rouges, mollasses, susceptibles de contraction et de relâchement, répandues dans toutes les parties de la machine animale. Ils forment ce que l'on appelle *le maigre* des viandes que l'on sert sur nos tables; si ces viandes ont été soumises à une longue ébullition, et que nous essayions de les couper transversalement, nous les voyons se séparer sous le tranchant de l'instrument sous forme de filaments susceptibles d'une division extrême; ces filaments ont reçu le nom de *fibre musculaire;* examinées plus attentivement, ces fibres présentent des zigzags d'où résulte la possibilité de s'allonger et de se raccourcir; ces fibres, divisibles à l'infini, s'unissent les unes aux autres, forment des faisceaux ; ces faisceaux réunis présentent des masses que l'on appelle muscles; ces muscles, dont les formes sont très-variées, tantôt sont creux; les fibres qui les composent, courbées sur elles-mêmes, se rejoignent par leurs extrémités, forment des espèces d'anneaux, comme dans le cœur, les intestins, etc.; tantôt, disposés longitudinalement, ils s'étendent d'une partie à l'autre, s'insèrent à deux os différents, et par leur contraction amènent le déplacement des différentes pièces du squelette: de là les mouvements si nombreux, si variés de toutes les parties du corps.

Lorsque nous devrons nous occuper des muscles, il me sera facile de faire comprendre le mode d'action de chacun d'eux, et comment ce faisceau musculaire que l'on désigne sous le nom de *deltoïde*, s'implantant d'une part au sommet de l'épaule, d'autre part au côté externe de l'os du bras, par sa contraction porte le bras en dehors; cet autre faisceau que l'on appelle *grand pectoral*, s'implantant à la partie antérieure de la poitrine et d'autre part à la partie antérieure de l'os du bras, porte le bras en avant; comment ce *grand dorsal*, qui d'une part s'implante à l'épine dorsale, aux os du bassin, et par son autre extrémité à l'os du bras, porte ce membre en bas et en arrière. Déplaçant et remettant en place sous vos yeux les 130 parties qui entrent dans la composition d'un de mes modèles d'anatomie clastique, appelant votre attention sur les 1,115 objets de détail qui s'y trouvent reproduits, il me sera facile de vous en indiquer la forme, la position, et de vous en faire comprendre les usages.

Les parties blanches, resplendissantes, qui terminent les fibres musculaires, par lesquelles les muscles s'implantent aux os, ont reçu le nom *d'aponévrose* si elles sont terminées en nappe, de *tendon* si cette terminaison se fait sous forme de corde, qu'il ne faut point confondre avec les nerfs.

Les NERFS sont des cordons blancs qui viennent le plus ordinairement du cerveau ou de la moelle épinière, et qui vont se distribuer à toutes les parties du corps; leur forme est cylindrique et leur grosseur peu considérable; ils se divisent en branches, en rameaux, en filets qui se subdivisent en filaments tellement ténus, que l'œil le plus exercé, armé de la loupe la plus forte, ne peut les suivre : les nerfs, ramifiés à l'infini dans tous nos tissus, transmettent au cerveau les sensations perçues par les différentes parties du corps, ou aux différentes parties du corps la volonté du cerveau.

Si l'on coupe un cordon nerveux en travers, ou si l'on exerce sur lui une compression suffisante pour intercepter toute communication entre le cerveau et la partie à laquelle il se distribue, il y a *paralysie*, c'est-à-dire que la volonté du cerveau cesse d'être transmise aux parties éloignées, et que les sensations perçues par ces parties ne sont plus rapportées au cerveau.

Vous en aurez la preuve si vous voulez vous rappeler ce qui arrive lorsque, mal placé sur une chaise, l'on comprime entre le pied de la chaise et l'*Ischion*, ce gros cordon nerveux, *nerf sciatique*, qui se distribue au membre inférieur; d'une part les muscles de la jambe cessent d'être soumis à notre volonté, et les sensations perçues par la jambe ne sont plus rapportées au cerveau.

Les VEINES sont des vaisseaux destinés à rapporter le sang de toutes les parties du corps vers le cœur; les ARTÈRES, au contraire, portent le sang du cœur à toutes les parties du corps. On est dans l'usage, dans les préparations anatomiques, pour rendre ces vaisseaux plus sensibles à l'œil, d'injecter de la cire rouge dans les artères et bleue dans les veines; dans l'état naturel, il y a peu de différence entre les artères et les veines; les tuniques des veines sont plus minces et d'une teinte bleuâtre, parce que ces vaisseaux contiennent toujours du sang noir; les artères ont des tuniques plus épaisses, plus blanches; coupées en travers, l'ouverture reste béante; sur leur trajet on remarque des mouvements de contraction et de dilatation.

Les artères, les veines, les nerfs se ramifient à l'infini dans tous nos tissus; si un point de nos tissus, quelque petit qu'on le suppose, cesse de recevoir du sang, il est frappé de *gangrène;* un instrument, quelque acéré que nous le supposions, introduit dans un point quelconque d'un organe, blesse une fibrille artérielle ou veineuse puisqu'il y a effusion de sang, et en même temps un nerf puisqu'il y a douleur.

Les VISCÈRES sont des organes dont la structure est plus ou moins composée et qui sont le plus ordinairement logés dans une des trois grandes cavités du corps. Ces trois grandes cavités sont la tête, la poitrine et le bas-ventre.

Dans la tête, outre le cerveau qui est renfermé dans le crâne, nous trouvons les organes de la vue, de l'ouïe, de l'odorat, du goût et la plupart de ceux qui servent à la déglutition; *la poitrine* est cette grande cavité formée latéralement par les côtes, et inférieurement par le diaphragme, espèce de cage osseuse et membraneuse, dans laquelle sont renfermés les organes qui servent à la circulation et à la respiration; *le bas-ventre* est toute la partie comprise entre le diaphragme et le bassin. C'est la cavité la plus considérable du corps; elle renferme la plus grande partie des organes qui servent à la digestion. Après cet exposé rapide des différents organes, il me reste à vous dire d'une manière générale leurs usages et l'ordre dans lequel ils coopèrent à telle ou telle fonction.

Pour la digestion. — Commençant par la bouche, je vous dirai comment les aliments portés dans la bouche sont broyés par les dents (*tritu-*

ration), mouillés par la salive, *insalivation*, par un mouvement de la langue portés dans l'arrière-bouche, *déglutition*, chemineront dans l'œsophage pour arriver dans l'estomac; tombés dans cette espèce de poche ils s'y accumulent, la remplissent, y séjournent un temps plus ou moins long, et alors commence la digestion stomacale, *chymification*, c'est-à-dire que les aliments liquides ou solides arrivés dans cette poche sont soumis à une nouvelle trituration, à un véritable broiement et transformés en une pâte homogène que l'on appelle *chyme*, ils franchiront l'ouverture pylorique pour arriver dans l'intestin grêle.

Pour que cette pâte soit changée en chyme, il ne suffit pas que par les contractions répétées des parois de l'estomac, les aliments soient broyés comme on pourrait le faire dans un mortier; il faut encore qu'ils soient mêlés avec un liquide particulier sécrété par les parois de l'estomac, que l'on appelle *suc gastrique*; c'est alors seulement que le pylore, espèce de portier, livrera passage aux aliments; si le mélange n'est pas complet, le pylore refusera le passage, et l'estomac, se contractant avec plus de force, les rejettera par le vomissement. Les aliments bien assimilés, changés en chyme, parcourront l'intestin grêle, énorme tube, dont la longueur, dans l'homme, égale 8 fois celle du corps, espèce d'alambic destiné à séparer la masse chymeuse en deux parties, une partie excrémentitielle qui est rejetée au dehors après avoir séjourné un temps plus ou moins long dans le gros intestin que l'on appelle *colon*, et une autre partie que l'on appelle *chyle*; le chyle est un liquide blanc qui se sépare de la masse chymeuse et se dépose sur les parois de l'intestin à mesure que la pâte alimentaire chemine dans l'intestin; mais pour que cette séparation puisse s'opérer, *chylification*, il faut que de la bile sécrétée par le foie, que du suc pancréatique, élaboré par le pancréas soient versés dans l'intestin, mélangés avec le chyme, et c'est alors seulement que la séparation a lieu; alors le chyle, déposé sur les parois de l'intestin, est pris par des milliers de petits vaisseaux que l'on appelle chylifères et déposé dans des vaisseaux plus gros; ces vaisseaux plus gros se réunissant à d'autres vaisseaux encore plus gros forment, par leurs contours, des renflements que l'on appelle ganglions; de ces ganglions naissent des branches, des troncs qui, se réunissant tous ensemble au-devant de la colonne vertébrale, donnent naissance à cette tige principale que l'on appelle *canal thorachique* qui, remontant de l'abdomen jusqu'à la partie supérieure de la poitrine, verse le chyle dans la veine sous-clavière gauche. Mélangé avec le sang, le chyle sera porté dans le cœur, poussé dans le poumon, mis en contact avec l'air, et ce chyle alors deviendra du véritable sang qui, poussé dans toutes les parties du corps, servira à l'entretien de la vie.

Pour vous montrer comment ce sang est mis en contact avec l'air, il me faudra vous montrer tous les organes qui servent à la respiration.

Appareil pulmonaire. — J'appellerai votre attention sur les cavités des fosses nasales et de la bouche qui donnent passage à l'air sur le *larynx*, espèce de boîte qu'on remarque au-devant du cou, vulgairement appelée pomme d'Adam, qui fait suite à la bouche et donne naissance à ce conduit semi-cartilagineux que l'on appelle *trachée-artère*. Arrivée à la hauteur des poumons, la trachée-artère se divise en deux grosses branches ou *bronches*, l'une pour chaque poumon; arrivée dans le poumon, cette bronche se divise et subdivise en un grand nombre de vaisseaux blancs qui arrivent à un degré de ténuité tel que l'œil ne peut plus les suivre, mais, quelque petits qu'on les suppose, ces vaisseaux doivent se terminer par quelque chose; ce quelque chose, nous ne le connaissons pas, mais on croit que ce sont de petites ampoules, de petites vésicules, que nous ne pouvons mieux comparer qu'aux feuilles qui terminent les branches des arbres : l'ensemble de ces vésicules forme ces deux masses de chair molle que nous appelons *poumons*, vulgairement appelés *mou*.

Respiration. — L'air pénétrant par la bouche et les fosses nasales traversera l'arrière-bouche et le larynx, cheminera dans la trachée-artère, dans les bronches, et sera mis en dépôt dans les vésicules pulmonaires : à chaque inspiration ces vésicules se remplissent, à chaque expiration elles se vident. De là le double mouvement d'inspiration et d'expiration dont se compose la respiration.

L'air qui s'introduit dans nos poumons contient 1/5e d'oxygène; l'air qui en sort en contient infiniment moins : c'est que, arrivé dans les vésicules pulmonaires, l'air a été mis en contact avec le chyle et avec le sang veineux, et leur a cédé une partie de son oxygène.

Appareil de la circulation. — Je devrai vous montrer comment le sang est porté au poumon, ce qui me sera facile en appelant votre attention sur la disposition de ces nombreux vaisseaux que l'on appelle veines, qui, prenant naissance dans tous nos tissus par des milliers de racines que l'œil ne peut apercevoir, et se réunissant, forment des rameaux, des branches, des troncs, qui aboutissent à l'oreillette droite du cœur. Un de ces troncs, que l'on appelle veine cave supérieure, reçoit tout le sang qui revient de la tête et des extrémités supérieures; l'autre, que l'on appelle veine cave inférieure, reçoit tout le sang qui revient des membres et de la partie inférieure du tronc. Vous montrant comment cette oreillette communique avec cette autre cavité inférieure du cœur que l'on appelle ventricule, comment ce ventricule donne naissance à une grosse artère, *artère pulmonaire*, qui, à la manière des bronches, se divise en deux grosses branches qui se ramifient à l'infini, et qui, arrivées au plus haut degré de ténuité, s'ouvrent dans les petites vésicules dans lesquelles l'air était mis en dépôt.

Circulation pulmonaire. — Il me sera facile de vous faire comprendre comment le sang, privé d'oxygène, rapporté de toutes les parties du corps, est versé dans l'oreillette droite, de l'oreillette dans le ventricule droit, poussé dans l'artère pulmonaire, pénétrant dans les divisions infinies de cette artère, et arrivera dans la vésicule pulmonaire, où il sera mis en contact avec l'air; là, dans cette poche inapercevable, il se fait une opération chimique : le sang, qui était noir, s'empare de l'oxygène de l'air, devient rouge. L'air, dépouillé de son oxygène, se charge de l'acide carbonique que contenait le sang, qui lui donnait cette teinte noire; d'où il résulte que l'air qui s'introduit dans nos poumons contient de l'oxygène, et l'air qui en sort, de l'acide carbonique.

Si l'air que nous respirons ne contient pas d'oxygène, le sang reste noir : c'est l'*asphyxie*.

Le sang oxygéné (*hématose*), avons-nous dit, devient rouge; alors, repris par ces innombrables racines rouges que l'on appelle *veines pulmonaires*, qui sortent de chaque poumon par deux gros troncs veineux, le sang est versé dans la cavité gauche du cœur, d'abord dans l'oreillette gauche; puis dans le ventricule gauche, qui le poussera dans cette grosse veine que l'on appelle *aorte*.

Pour vous montrer comment se fait le déplacement du sang, comment ce sang arrive dans toutes les parties de la machine animale pour être repris par les veines, j'appellerai votre attention sur la disposition de ce cœur que je partage en deux moitiés : l'une, que l'on pourrait appeler cœur droit, et l'autre cœur gauche; chaque cœur présente deux cavités : l'une, supérieure, que l'on appelle oreillette, et l'autre inférieure, que l'on appelle ventricule. Vous remarquerez à l'ouverture qui fait communiquer l'oreillette avec le ventricule, une membrane disposée de telle manière que le sang, une fois arrivé dans le ventricule, ne peut refluer dans l'oreillette; à l'ouverture des artères, dans les ventricules, vous remarquerez une membrane disposée à sens inverse, c'est-à-dire que les bords de cette espèce de sous-pape sont tournés en haut de telle manière que le sang, arrivé dans ces artères, ne peut revenir dans les ventricules. Cette disposition bien comprise, rien ne sera plus facile que de vous expliquer comment le sang, rapporté des poumons par les quatre veines pulmonaires, sera versé dans l'oreillette gauche, descendra dans le ventricule gauche, du ventricule dans l'artère aorte, sans que le sang puisse refluer du ventricule dans l'oreillette, ni de l'artère aorte dans le ventricule, à cause de la disposition des valvules. Chaque pulsation du ventricule gauche poussera donc une nouvelle colonne de sang dans l'artère aorte; cette artère, fournissant des branches à la tête, aux membres et à toutes les parties du corps, de proche en proche, le sang arrivera jusqu'aux dernières divisions de ces artères, pour être repris par les veines et rapporté au cœur. Nous avons vu que dans le poumon, le sang, de noir qu'il était, devenait rouge; ici c'est tout le contraire, de rouge le sang devient noir, c'est-à-dire qu'il perd son oxygène et se charge d'acide carbonique. Comment s'opère ce changement?... Voilà ce qui n'est point encore bien expliqué; on suppose que les artères arrivées à leur dernier degré de division, s'abouchent avec des radicules veineuses, qu'au point de communication des artères et des veines il existe une espèce de granulation, véritable laboratoire de chymie, qui aurait la propriété de changer la condition du sang en le débarrassant de son oxygène et lui cédant de l'acide carbonique; non-seulement en passant à travers cette granulation, le sang, de rouge qu'il était, devient noir et est repris par les veines, mais une certaine quantité de sang reste dans cette granulation et est métamorphosée en un liquide particulier, qui, dans les granulations de la peau est changé en transpiration, dans le foie en bile, dans le rein en urine, dans les glandes mammaires en salive, etc.; de là la diminution de la masse du sang qu'il nous faut réparer par du chyle produit de notre digestion. Tout le secret pour entretenir la santé serait de maintenir l'équilibre entre les recettes et les dépenses, et de faire que le sang se répartît également partout. Nous reviendrons plus longuement sur ce sujet lorsque nous traiterons la circulation, les sécrétions et excrétions.

Appareil nerveux.

Cet appareil se compose du cerveau qui est renfermé dans le crâne, et de la moelle épinière renfermée dans la colonne vertébrale; du cerveau et de la moelle épinière partent des cordons nerveux qui s'échappent par les ouvertures que présentent le crâne et la colonne vertébrale pour de là se porter à toutes les parties du corps, en se ramifiant à l'infini dans tous nos tissus; ainsi, du cerveau partent des nerfs qui vont se distribuer dans les fosses nasales pour servir à l'*odorat*, aux yeux pour servir à la *vision*, aux muscles de la face, à l'oreille pour servir à l'*audition*, à la langue pour servir au *goût*; de la moelle épinière vous voyez s'échapper de gros cordons nerveux qui vont se distribuer au cou, aux bras, aux parois du tronc, aux membres inférieurs. Tous ces nerfs se présentent d'abord sous forme de cordons blancs, se divisent en branches, les branches en rameaux, les rameaux en ramuscules et ils arrivent en s'épanouissant dans nos tissus à un degré de division tel que l'œil ne peut plus les suivre. Si un corps quelconque vient à toucher un de ces filets nerveux, l'impression reçue est aussitôt portée au cerveau par le cordon nerveux; le cerveau combine, apprécie l'importance de cette sensation et aussitôt donne l'ordre à telle ou telle partie d'agir. C'est ainsi qu'une aiguille introduite dans la peau du pied produit une sensation qui, au moyen de ce gros cordon nerveux, est transmise à la moelle épinière et par suite au cerveau qui apprécie l'importance de cette blessure, et aussitôt par les nerfs qui se portent aux muscles du bras, le cerveau donne l'ordre à tel ou tel muscle d'agir pour retirer l'aiguille. Sûrement les cordons nerveux servent de transmission, car si on coupe transversalement le cordon nerveux qui allait se distribuer à la partie que je suppose blessée, on pourra impunément déchirer la peau de cette région, sans que le cerveau en ait la conscience; si au contraire on coupe le cordon nerveux qui fournissait aux muscles du bras, la sensation perçue par le pied sera rapportée au cerveau, mais les muscles de la main, n'ayant plus de communication avec le cerveau, seront dans l'impossibilité d'agir. En supposant une section de ce gros nerf qui se distribue à tout le membre inférieur (*nerf sciatique*), il y aura paralysie du pied, de la jambe et de la cuisse. Si vous supposez des sections à différentes hauteurs de la moelle épinière, toutes les parties placées au-dessous, n'étant plus en communication avec le cerveau, seront paralysées. De là les paralysies de la moitié inférieure du corps (*paraplégie*) ou de tout un côté seulement lorsqu'un côté de la moelle a été détruit (*hémiplégie*).

Vous montrant ces cordons nerveux allant se distribuer à toutes les parties du corps, s'épanouissant dans tous nos tissus, il me sera facile de vous faire comprendre comment ces nerfs, se ramifiant à l'infini dans la peau, forment dans sa texture une espèce de trame dont les mailles sont tellement rapprochées, qu'il n'est pas possible de porter sur un point de cette peau la pointe d'une aiguille, sans toucher un filet nerveux ; il me sera facile, dis-je, de vous faire comprendre que si l'épiderme qui recouvre cette peau est mince, une sensation sera transmise au cerveau, de là *le toucher*, d'autant plus parfait que les filaments nerveux seront plus rapprochés les uns des autres, que la peau qui les recouvre sera plus mince, que la surface tactile présentera plus de développement à l'action des corps agissants.

Vous montrant la disposition de la langue, des filets nerveux se distribuant dans la peau qui recouvre cette langue, il me sera facile d'expliquer comment des parcelles de corps savoureux, heurtant les papilles nerveuses, une sensation est transmise au cerveau, qui compare cette sensation et la reconnaît pour être celle à laquelle on a donné le nom d'acide, de sucre, etc., de là *le goût*; il sera bien démontré que plus la peau qui recouvrira ces nerfs sera mince, plus les filets nerveux seront multipliés, plus le goût sera parfait. Il en sera de même de l'odorat, vous montrant ce cordon nerveux qui vient du cerveau, et qui se ramifie à l'infini dans l'espèce de peau (*membrane pituitaire*) qui tapisse les fosses nasales; il vous sera facile de comprendre que si l'air qui s'introduit par les fosses nasales est chargé de quelque parcelle odorante, cette parcelle heurtera un de ces filets nerveux, produira une sensation qui sera transmise au cerveau, comparée, appréciée et reconnue par le cerveau pour être celle à laquelle on donne le nom de *camphre*, de *rose*, etc.

Pour multiplier la surface tactile, la nature a inventé une espèce de charpente de lames osseuses qu'elle a développées, de manière à former des sinus, des contours très-multipliés auxquels on a donné le nom de *cornets*; c'est sur ces cornets qu'elle a étendu cette peau dans laquelle se trouve l'épanouissement nerveux. Il sera bien clair que plus ces cornets seront rapprochés les uns des autres, plus l'odorat devra être parfait; c'est-à-dire, plus il y aura de chance pour qu'une parcelle odorante, tenue en suspension dans l'air, heurte un des filets nerveux; et nous verrons, en examinant les fosses nasales des différents animaux, que ceux chez lesquels ce sens est très-développé, comme chez le chien, ces lames sont tellement rapprochées qu'elles représentent une sorte de corps spongieux.

Pour le sens *de la vue*, un gros cordon nerveux, appelé nerf optique, s'étend du cerveau au globe de l'œil, s'épanouit sous forme de membrane appelée *rétine;* cet épanouissement très-mou, d'une texture très-délicate, est soutenu sur une charpente parfaitement transparente appelée *corps vitré;* ce corps vitré, ainsi désigné à cause de sa consistance, que l'on compare à du verre fondu, est presque rond, forme la plus grande partie du globe de l'œil dont il occupe la partie centrale; c'est à travers ce corps vitré que passeront les rayons lumineux pour impressionner la rétine, qui, au moyen du nerf optique, transmettra les sensations au cerveau. Pour garantir du contact des corps extérieurs cette rétine si molle, si délicate, la nature a formé une seconde enveloppe que l'on appelle *choroïde;* cette enveloppe, en forme de boîte membraneuse, recouverte d'un enduit noir, présente, à sa partie postérieure, un point de sa surface percé de milliers de petits trous, à travers lesquels passent le nerf optique pour former la rétine, et à sa partie antérieure, une ouverture que l'on appelle pupille, qui donne passage aux rayons lumineux; comme la lumière, au milieu de laquelle nous vivons, n'est pas toujours la même, que tantôt elle est vive, tantôt elle l'est moins, et que pour que la vision se fasse bien, il faut qu'il n'arrive sur la rétine que la même quantité de rayons lumineux, la nature a placé au pourtour de cette pupille un disque, un anneau que l'on appelle *iris,* qui forme la partie colorée de l'œil, qui, par sa contraction, dilate ou rétrécit l'ouverture de la pupille, et ainsi ne laisse entrer, dans l'intérieur de l'œil, que la quantité suffisante de rayons lumineux pour que la vision soit nette.

Si la lumière est très-vive, l'ouverture se rétrécit, et il ne pénètre qu'un petit nombre de rayons lumineux; si, au contraire, la lumière est faible, l'ouverture s'agrandit, et il pénètre une plus grande quantité de rayons lumineux. C'est ce qu'on peut remarquer chez certains animaux : chez les chats et chez d'autres animaux qui voient la nuit (nyctalopes), la pupille est considérablement dilatée. Les choses auraient pu en rester là, mais il aurait fallu, pour que la vision s'opérât, que tous les objets vinssent se placer vis-à-vis la pupille. Pour remédier à cet inconvénient, la nature a inventé une autre enveloppe que l'on appelle *sclérotique* : cette boîte, plus résistante, fibreuse, quelquefois osseuse, d'un blanc resplendissant, présente un trou à sa partie postérieure pour le passage du nerf optique; à sa partie antérieure, elle est fermée par un segment de sphère transparent qu'on appelle la *cornée*, et que traversent les rayons lumineux. Sur cette boîte solide, la nature a fixé des muscles qui, par leur contraction, font mouvoir l'œil dans tous les sens. Pour concentrer un plus grand nombre de rayons lumineux, on trouve, dans l'intérieur de l'œil, un corps diaphane en forme de lentille, qu'on appelle *cristallin* : cette lentille se trouve placée vis-à-vis la pupille; les rayons lumineux, obligés de traverser cette lentille pour arriver au nerf optique, se concentrent et tombent sur la rétine, réunis en un seul point. Sa forme lenticulaire, sa densité plus grande, lui donnent la propriété de concentrer les rayons lumineux; mais quelquefois il arrive que ce cristallin est trop épais, trop convexe; dans ce cas, les rayons lumineux se concentrent trop tôt, il y a *myopie;* d'autres fois, il arrive qu'il n'est pas assez épais, et les rayons ne se réunissent pas assez tôt, il y a *presbytie ;* quelquefois ce cristallin perd sa transparence, alors il y a *cataracte*, cécité, parce que les rayons lumineux ne peuvent plus arriver au nerf optique. On remédie au mal en déplaçant ou en enlevant le cristallin : pour le déplacer, on introduit dans l'œil une aiguille recourbée, à l'aide de laquelle on saisit le cristallin pour en opérer l'abaissement; si on opère par extraction, on pratique à l'œil une ouverture, *une boutonnière*, par laquelle on enlève le cristallin : dans ce cas, la concentration des rayons lumineux n'étant pas suffisante, on y supplée en plaçant à l'extérieur des lunettes à verres convexes.

Après vous avoir montré les parties qui entrent dans la composition du globe de l'œil, il me sera facile de vous expliquer comment, pour que la vision s'opère bien, c'est-à-dire pour que l'impression des rayons lumineux arrive à la rétine, et soit transmise au cerveau, il faut d'abord que la cornée soit transparente, que la pupille soit ouverte, que l'iris soit contractile, que le cristallin soit transparent, ni trop gros ni trop petit, que le corps vitré puisse être traversé par les rayons lumineux, que la rétine et le nerf optique soient intacts; en parlant de cette fonction d'une manière spéciale, je vous parlerai des paupières et des autres détails qu'il eût été trop long de vous énumérer ici.

Quant à l'audition, j'aurai besoin de toute votre attention pour vous faire comprendre comment un nerf, que l'on nomme *nerf acoustique*, par son épanouissement, devient accessible aux ondes sonores et transmet au cerveau les sensations produites par l'ébranlement.

Pour les autres *sens*, nous avons vu que la nature avait pris soin d'épanouir la pulpe nerveuse de manière à présenter la plus large surface possible à l'action des corps extérieurs. Pour le *toucher*, elle a épanoui sa pulpe nerveuse dans la peau, espèce de nappe d'une énorme étendue; pour l'*odorat*, elle s'est servi d'une charpente osseuse (cornets); pour la *vision*, d'une charpente transparente (corps vitré); pour l'*audition*, c'est dans l'eau, un des corps les plus divisibles, qu'elle a épanoui sa pulpe nerveuse : nous savons que les sons se transmettent par l'ébranlement des molécules de l'air; cet ébranlement, transmis aux molécules d'eau, heurte les filets nerveux, qui sont tenus comme en suspension dans l'eau, et produisent des sensations qui sont transmises et appréciées par le cerveau.

Voici le moyen que la nature a employé pour contenir cette eau : dans une portion des os du crâne que l'on appelle le rocher, elle a fabriqué des espèces de conduits : ces conduits, comme vous le voyez, sont repliés sur eux-mêmes ; trois de ces conduits ont reçu le nom de canaux demi-circulaires, à cause de leur forme ; cet autre conduit replié en spirale a reçu le nom de limaçon. Ces conduits aboutissent tous ensemble dans une cavité en forme d'ampoule, que l'on appelle vestibule ; l'ensemble de ces cavités a reçu le nom de labyrinthe. C'est dans ces canaux que se trouve renfermée l'eau ; par des milliers de petites ouvertures que j'ai indiquées ici par des points noirs, le nerf acoustique pénètre dans ces conduits par un grand nombre de petits filaments qui sont comme tenus en suspension dans l'eau. ces canaux entièrement osseux ne présentent que deux petites ouvertures dont l'une porte le nom de *fenêtre ovale* et l'autre de *fenêtre ronde;* ces ouvertures sont fermées par une pellicule assez résistante pour s'opposer à la sortie du liquide, en même temps assez mince pour recevoir les ébranlements des ondes sonores : pour garantir ces pellicules d'un ébranlement trop considérable, on trouve, à l'entrée du conduit auditif, une membrane dure, résistante, fortement tendue, que l'on appelle membrane du tympan ; qui laisse entre elle et le vestibule un espace rempli d'air que l'on appelle oreille moyenne ; dans cet espace on trouve une série de petits os que l'on désigne sous le nom de *marteau*, d'*enclume*, d'*étrier* ; l'étrier ferme la fenêtre ovale, le marteau tient à la membrane du tympan, l'enclume est placée entre les deux. Pour concentrer les rayons lumineux sur la rétine, nous avons vu que la nature s'était servi d'un corps lenticulaire ; pour diriger une plus grande quantité d'ondes sonores dans l'oreille, on remarque sur les parties latérales de la tête une espèce de cornet acoustique que l'on appelle pavillon de l'oreille. Lorsque nous aurons examiné chacune de ces portions plus en détail, il me sera facile de vous faire comprendre comment les ondes sonores, portées sur la membrane du tympan l'ébranlent, déterminent le déplacement du marteau, le marteau ébranle l'enclume, l'enclume l'étrier et l'étrier tiraillant la membrane qui ferme la fenêtre ovale, il en résulte un déplacement de l'eau contenue dans le labyrinthe, les molécules de cette eau heurtant les filets nerveux, produisent des sensations qui sont rapportées au cerveau.

D'après cet exposé rapide du système nerveux, nous serions autorisés à croire que toutes les parties du corps reçoivent leurs nerfs du cerveau, et que toutes les sensations sont rapportées au cerveau. Il n'en est point ainsi ; il existe des organes qui ne reçoivent point leurs nerfs du cerveau, et qui, par cela même, ne sont point placés sous l'influence du cerveau. De là, cette grande division de vie animale et de vie organique. Par *vie animale*, Bichat a compris tous les organes dépendant du cerveau ; par vie organique ceux qui en étaient indépendants. Ces derniers reçoivent leurs nerfs d'un appareil nerveux que l'on appelle *grand sympathique*. Ce grand sympathique se compose de petits renflements nerveux, *ganglions*, placés sur les côtés de la colonne vertébrale, depuis la partie supérieure du tronc jusqu'à la partie inférieure, et communiquant tous entre eux au moyen de petits filaments. De ces ganglions partent des filets nerveux extrêmement déliés qui vont se distribuer au cœur, aux poumons, au foie, à tout le tube intestinal, à tous les organes essentiels à la vie. Plus tard, nous verrons que certains organes ne reçoivent des nerfs que de ce grand sympathique, que quelques-uns reçoivent en même temps des nerfs du grand sympathique et du cerveau, et d'autres seulement du cerveau. Les organes qui ne reçoivent des nerfs que du grand sympathique ne sont point soumis à notre volonté, et les sensations perçues par ces organes ne sont point rapportées au cerveau. Ainsi, nous ne pouvons pas faire que notre cœur batte plus vite, que nos vésicules pulmonaires absorbent une plus grande quantité d'oxygène, que notre estomac se débarrasse des aliments contenus dans sa cavité, que le foie sécrète une plus grande quantité de bile, etc., etc. Aussi les sensations perçues par ces organes ne sont point rapportées au cerveau; l'air qui s'introduit dans nos poumons est chaud ou froid; notre cœur est rempli de sang, nous n'en avons pas la conscience. Tant que les aliments sont dans notre bouche, nous en apprécions la température, les différentes qualités. Ils arrivent dans l'estomac, ils y séjourneront un temps plus ou moins long, nous ne les sentons plus; ils chemineront dans nos intestins sans que nous puissions activer ou ralentir leur marche.

Lorsque nous aurons à traiter cette question, je vous dirai comment ces organes peuvent être malades sans que nous en soyons prévenus par la douleur, autrement que par le dérangement des fonctions, je vous dirai comment il arrive quelquefois que toutes les fonctions, placées sous l'influence du cerveau, présentent des dérangements considérables, tandis que toutes les fonctions, placées sous l'influence du grand sympathique, ne présentent aucun dérangement notable; quelquefois, au contraire, tous les organes, placés sous l'influence du grand sympathique présentent des dérangements considérables, tandis que les organes, dépendant du cerveau, semblent n'éprouver aucun dérangement. Ces détails, pleins d'intérêt, feront le sujet d'une de nos dernières séances.

L'heure avancée ne me permettra pas de vous parler aujourd'hui des phénomènes de la génération, de la gestation.

Dans la prochaine séance, je vous ferai connaître plus en détail l'appareil digestif, et les modifications qu'il fait subir aux aliments pour en séparer le *chyle*.

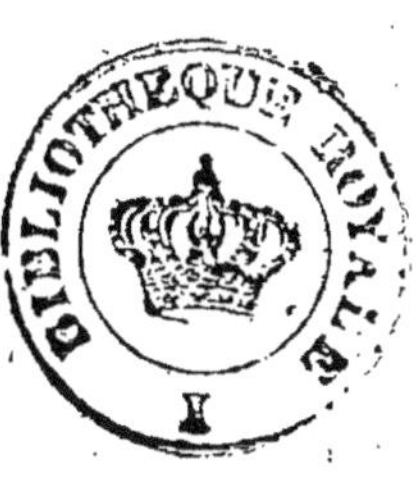

DEUXIÈME SÉANCE.

Dans ma dernière séance, par un exposé rapide, j'ai appelé votre attention sur la généralité des organes qui entrent dans la composition du corps humain, par le placement et déplacement de chaque partie; j'ai tâché de vous donner une idée générale de la manière dont s'opèrent les principales fonctions. Vous montrant successivement chacun des organes, je vous en ai dit les noms, les usages; les mettant sous vos yeux, vous avez pu en apprécier la position, la forme, la couleur, et prendre une juste idée de la manière dont les nerfs, les veines, les artères, se ramifiant à l'infini dans chacun de ces organes, sont les principaux éléments de leur composition. Vous avez vu comment les nerfs mettent la plupart de ces organes en relation avec le cerveau, comment les artères portent le sang qui entretient la vie, comment ces veines rapportent le sang au cœur, au poumon pour le soumettre à une espèce de *révivification*.

Je vous ai fait à grands traits l'histoire de toutes les fonctions; devant vous entretenir de chacune d'elles en particulier, je serai dans la nécessité de tomber dans des redites qui pourront être ennuyeuses pour quelques-uns d'entre vous, mais qui sûrement seront utiles à ceux qui, pour la première fois, sont initiés aux secrets de la vie. Comme dans cette enceinte je suppose ces derniers en très-grande majorité, et qu'en huit séances je dois dérouler sous vos yeux cet énorme tableau des phénomènes de la vie, je crois que pour fixer ces détails dans votre esprit, je ne peux revenir trop souvent sur les points principaux.

Aujourd'hui je dois vous montrer l'appareil digestif, vous entretenir de la nutrition ; je tâcherai de vous faire comprendre comment elle se fait d'abord dans l'homme, les circonstances qui peuvent la favoriser ou l'empêcher; ensuite je vous dirai comment elle s'opère dans les autres animaux.

L'appareil digestif se divise en :

- Bouche,
- Arrière-bouche ou pharynx,
- Œsophage,
- Estomac,
- Intestins
  - Intestin grêle, divisé en
    - Duodenum,
    - Jejunum,
    - Ileon.
  - Gros intestin
    - Cœcum,
    - Côlon ascendant,
    - Côlon transverse,
    - Côlon descendant,
    - S iliaque du côlon,
    - Rectum.

La *bouche* est cette cavité placée derrière les lèvres, comprise entre les deux mâchoires, bornée, en haut par le *palais*, en bas par la *langue*, en avant par les *dents*, sur les côtés par les *joues*, et en arrière *par le voile du palais*.

Les *lèvres* sont distinguées en *supérieure* et en *inférieure*; elles se réunissent par des angles aigus appelés *commissures*; des fibres musculaires disposées en anneaux (*orbiculaire des lèvres*), entrent dans leur composition, et les rapprochent l'une de l'autre.

La mâchoire supérieure est fixe, la mâchoire inférieure seule est mobile, susceptible d'un mouvement d'abaissement et d'élévation.

Le *palais* est cette espèce de voûte formée par la mâchoire supérieure, limitée par les dents.

Les *dents* sont de petits os très-durs, auxquels on distingue une *couronne* recouverte par l'émail, une *racine* enfoncée dans les alvéoles, un *collet* qui sépare la racine de la couronne. Il y a seize dents à chaque mâchoire, c'est-à-dire, huit de chaque côté : *quatre incisives* en avant, *deux canines*, quatre petites *molaires*, quatre grosses molaires, et les deux molaires que l'on appelle *dents de sagesse*.

L'usage des dents incisives est de couper, des canines de déchirer, des molaires de broyer.

En dehors des dents on remarque les *joues*, espèce de cloison charnue, très-élastique, qui s'implante en bas, sur la mâchoire inférieure, en haut, sur la mâchoire supérieure. Un grand nombre de muscles entrent dans leur composition; les fibres charnues de ces muscles, s'insérant dans les lèvres, vont, en rayonnant, s'implanter aux différents points des os maxillaires, supérieurs et inférieurs; par leur contraction, ces muscles portent les lèvres en haut, en bas, en dehors, dans tous les sens; lorsqu'ils se contractent tous en même temps, ils écartent les lèvres, dilatent les fibres de l'orbiculaire dont ils sont antagonistes; si toutes les fibres de ces muscles et de l'orbiculaire se contractent en même temps, les joues sont exactement appliquées contre les mâchoires.

L'espace compris entre l'espèce de fer à cheval que présente l'os maxillaire inférieur est fermé par une forte cloison charnue, composée d'un grand nombre de fibres musculaires, qui, s'implantant sur les différents points de la face interne de cet os, forment des faisceaux qui vont tous en convergeant se porter au centre de cet espace, pour concourir à la formation d'un appendice, que l'on appelle (langue).

La *langue*, plus ou moins longue, selon les sujets, est composée de fibres musculaires très-nombreuses, et dont la direction est très-variée; la langue peut se replier dans tous les sens, parcourir tous les *recoins* de la cavité buccale.

Le *voile du palais* est ce prolongement membraneux qui fait suite à la voûte palatine, à laquelle il adhère par son bord supérieur; son bord inférieur est libre, et présente à sa partie moyenne un prolongement (la *luette*); par ses côtés, il se perd dans le pharynx par deux prolongements, les *piliers*, entre lesquels on trouve la glande *amygdale*. Ce voile du palais est composé de quatre petits muscles qui, par leur direction, le portent en haut, en bas, en avant, en arrière, et peuvent ainsi, tantôt fermer toute communication de la bouche avec le nez, ou de la bouche avec le pharynx.

Le *pharynx*, ou *arrière-bouche*, est cette cavité qui fait suite à la bouche; très-évasé à sa partie moyenne le pharynx se rétrécit à ses deux extrémités; par son extrémité supérieure il communique avec la bouche et avec les *fosses nasales*; à son extrémité inférieure il présente deux ouvertures, l'une qui donne passage à l'air, *ouverture laryngée*, l'autre aux aliments, *ouverture œsophagienne*; au-dessus de l'ouverture laryngée on remarque un corps de forme ovale, c'est *l'épiglotte* destinée à fermer l'ouverture du larynx pendant l'acte de la déglutition. La partie antérieure de ce pharynx serait formée par la base de la langue et la face postérieure du larynx; la partie postérieure par une cloison composée de trois couches de fibres musculaires bien distinctes par leur direction; dans la première, la plus interne, les fibres sont transversales; dans la deuxième les fibres sont obliques; dans la troisième les fibres sont presque longitudinales; ce qui les a fait distinguer sous les noms de *constricteur supérieur*, *moyen*, et *inférieur*.

L'*œsophage* est ce conduit qui fait suite à l'arrière-bouche, qui s'étend depuis le pharynx jusqu'à l'estomac; comme pour le pharynx, on trouve, dans sa texture, des fibres musculaires transversales et longitudinales.

L'*estomac* semble n'être qu'une énorme dilatation de l'œsophage; à cause de sa forme on l'a comparé à une cornemuse; il est situé obliquement dans *l'épigastre* au-dessous du diaphragme et du foie, au-dessus du paquet intestinal il est susceptible d'une dilatation énorme et de nombreux changements dans sa forme et sa position. Il présente, à gauche, une grosse extrémité que l'on appelle *grand cul de sac*, à droite une extrémité plus petite que l'on appelle petit *cul de sac*; son bord supérieur présente deux ouvertures, l'une près de sa grosse extrémité par laquelle l'œsophage s'insère à l'estomac, on l'appelle ouverture *cardiaque* ou *œsophagienne*; l'autre, près de sa petite extrémité, donne naissance à l'intestin grêle, c'est l'ouverture *pylorique*; on appelle *pylore* le rétrécissement que l'on remarque à l'insertion de l'intestin dans l'estomac.

Les *intestins* s'étendent du pylore à l'anus, en se repliant sur eux-mêmes; ils décrivent de nombreux contours dont l'ensemble forme une masse à laquelle on a donné le nom de *paquet intestinal*.

La longueur de ces intestins, chez l'homme, serait environ de 8 fois la longueur du corps, on les divise en deux parties : la première a reçu le nom *d'intestin grêle*, la deuxième de *gros intestin.*

L'intestin grêle se subdivise en *duodenum*, en *jejunum*, et *ileon.*

Le gros intestin en cœcum, côlon et rectum.

Le *duodenum* est cette première partie de l'intestin grêle qui fait suite à l'estomac; sa longueur est environ de 12 travers de doigt. Commençant au pylore, ce duodenum décrit une grande courbure dans laquelle on trouve le *pancréas* et *l'artère mésentérique*; au milieu de sa longueur on aperçoit l'insertion des conduits biliaire et pancréatique, sur lesquels nous reviendrons plus tard.

Le *jejunum* se compose de la première moitié de l'intestin grêle qui fait suite au duodenum.

L'*ileon* se compose de la deuxième moitié qui se trouve placée dans la région iliaque, d'où lui vient son nom.

Le *cœcum* est cette espèce de poche, de renflement, placé dans la fosse iliaque droite, dans laquelle s'ouvre l'ileon. Par ses deux extrémités, l'intestin grêle s'ouvre dans deux grandes poches, d'une part dans l'estomac, d'autre part dans le cœcum; à son insertion dans l'estomac on remarque un rétrécissement que l'on appelle *pylore;* à son insertion dans le cœcum on remarque un prolongement valvulaire, dont les bords sont disposés de manière à s'opposer au reflux des matières dans l'intestin grêle (on appelle ce prolongement *valvule cœcale*); sur le cœcum on remarque un prolongement dont on ne connaît point l'usage, appelé *appendice vermiculaire.* On donne le nom de *côlon ascendant* à la portion du gros intestin qui fait suite au cœcum; de *côlon transverse* à l'autre portion qui croise la direction du tronc en passant au-dessous du foie et de l'estomac; de *côlon descendant* à la portion qui descend vers la fosse iliaque gauche; d'*S iliaque du côlon* à la courbure que présente le gros intestin dans cette fosse iliaque, et de *rectum* à la portion du gros intestin qui se porte dans le bassin pour se terminer à l'anus.

Si nous examinons la texture de ce tube intestinal, nous la trouverons partout la même. Une membrane molle, villeuse, d'un rose plus ou moins prononcé, couverte de mucosité, tapisse la face interne de l'intestin, depuis la bouche jusqu'à l'anus. Cette membrane porte le nom de *membrane muqueuse.* Au-dessus de la membrane muqueuse, on trouve une couche de fibres musculaires, — *membrane musculeuse.*

Une troisième tunique, que l'on appelle *péritonéale*, recouvre les intestins dans la cavité abdominale, et leur donne cet aspect lisse, poli, luisant que l'on remarque.

Ce péritoine ne serait autre chose qu'une très-grande vessie sans ouverture, qui, placée comme je le simule ici, entre les parois abdominales et les intestins, s'applique d'une part contre l'abdomen, et d'autre part s'enfonce dans les nombreuses anfractuosités que forment les circonvolutions de l'intestin, et les autres viscères abdominaux, de manière à recouvrir plus ou moins complétement leur face antérieure, et quelquefois même la plus grande partie de leur circonférence. En s'enfonçant derrière cet intestin, se réfléchissant sur les vaisseaux qui s'y distribuent, le péritoine forme des replis auxquels on a donné le nom de *mésentère* pour les intestins grêles, de *méso-côlon* pour le gros intestin, de *méso-rectum*, d'épiploon, *gastro-hépatique, gastro-splénique et gastro-colique*, etc., selon qu'il a formé des replis qui se portent au foie, du foie à l'estomac, à la rate. Un de ces replis, que l'on désigne sous le nom de *grand épiploon gastro-hépatique*, s'échappe de la face supérieure de l'estomac, descend au-devant de tous les viscères abdominaux pour se replier et aller se perdre à la face inférieure du côlon transverse. Ce grand épiploon gastro-hépatique forme ainsi une espèce de tablier d'une étendue énorme que l'on trouve au-devant des intestins lorsqu'on ouvre l'abdomen; c'est cette portion du péritoine que nous remarquons, à la porte des boucheries, sous forme d'une membrane transparente, chargée d'un admirable réseau graisseux et dont les bouchers se servent pour couvrir le ventre du veau qu'ils exposent à leur porte. Si, après avoir ainsi suivi ces replis du péritoine, nous revenons à l'idée de notre vessie, que je suppose appliquée entre les parois abdominales et les viscères, il nous sera facile de comprendre que cette *vessie,* quelle que soit son étendue, appliquée exactement sur toutes les parties avec lesquelles elle est en contact par sa face externe, nous représente un sac sans ouverture, sac dans lequel nous pénétrons lorsque nous ouvrons l'abdomen, et que c'est la face interne de cette *vessie* que nous apercevons si luisante, si brillante. Ce brillant est dû à ce que le péritoine est continuellement lubrifié par un liquide destiné à favoriser le glissement de toutes ces parties les unes contre les autres; ce liquide continuellement renouvelé s'accumule quelquefois et cause l'hydropisie.

La membrane péritonéale est donc la tunique la plus externe de l'intestin ; elle ne le recouvre point en totalité, elle laisse une partie de cet intestin à découvert pour le passage des vaisseaux.

La membrane muqueuse qui tapisse la face interne du tube intestinal n'est autre chose que la peau qui recouvre tout le reste du corps; cette peau, après avoir recouvert la face, le bord des lèvres, tapissé l'intérieur de la bouche, s'enfonce, comme un doigt de gant, dans toute l'étendue du tube intestinal, et inférieurement, se confond avec la peau qui recouvre le pourtour de l'anus.

Cette peau rentrée, privée du contact de l'air, se distingue de la peau externe par l'amincissement ou la disparition de son épiderme, par sa plus grande laxité, par l'absence de la matière colorante (*pigmentum*), par le développement plus considérable de ses vaisseaux, par l'importance de son système crypteux.

Dans l'intérieur de l'intestin, cette membrane muqueuse est recouverte de *villosités* plus ou moins longues, mais très-multipliées; elle présente des plis qui disparaissent quelquefois complétement, lorsque la partie du canal où ils existent est distendue par la masse des aliments. Ces plis sont longitudinaux dans l'œsophage, plus ou moins obliques dans l'estomac, transversaux dans le reste de l'intestin, où ils ont reçu le nom de valvules *conniventes*. Ces valvules conniventes sont plus nombreuses et plus rapprochées dans le duodenum et le jejunum que partout ailleurs.

Le *système crypteux* se compose de milliers de petites poches membraneuses et vasculaires, presque inapercevables, réparties comme des grains de sable à la surface de la peau et des membranes muqueuses. Ces cryptes reçoivent du sang, lui font subir des modifications, l'élaborent : une partie de ce sang modifié est repris par les radicules veineuses et porté dans le torrent de la circulation; une autre partie de ce sang est changée par l'action de ces cryptes en un liquide particulier auquel on donne le nom de *bile*, de *salive*, de *larme*, de *lait* de *transpiration intestinale*, *pulmonaire*, *cutanée*, etc.

Ces cryptes sont très-abondants : tantôt, ils sont isolés les uns des autres; tantôt, agglomérés en plus ou moins grand nombre, ils forment des organes que l'on désigne sous le nom de *glandes*. De là le *foie*, le *pancréas*, les *reins*, les *glandes salivaires*, *lacrymales*, *mammaires*, etc., qui se rattachent à la peau ou à la membrane muqueuse par de simples canaux excréteurs, qui ne sont autre chose que des prolongements tégumenteux; quelquefois ces prolongements forment des renflements, des ampoules qui servent de réservoir au fluide sécrété; de là, la *vésicule biliaire*, la *vessie*, etc.

Entre la tunique *péritonéale* et la tunique *muqueuse* de l'intestin, se trouve la tunique *musculeuse*. Cette tunique est composée de deux couches de fibres musculaires bien distinctes; les fibres les plus internes sont transversales, et disposées en anneaux; les fibres les plus externes sont longitudinales ; cette disposition est très-apparente dans toute l'étendue du tube intestinal, particulièrement à l'œsophage. A l'estomac, elles présentent un entrecroisement impossible à décrire; dans le gros intestin, les fibres longitudinales, au lieu d'être réparties en nappe, sont réunies en trois faisceaux qui forment des espèces de bandelettes plus courtes que l'intestin, d'où résulte une espèce de froncement qui détermine les bosselures que l'on remarque particulièrement sur le côlon.

La forme, l'étendue, la texture des voies digestives sont relatives à la nature des aliments dont les animaux se nourrissent; moins ces aliments sont analogues, par leur nature, à la substance de l'animal qu'ils doivent nourrir, plus ils séjournent longtemps dans l'intérieur de l'intestin, afin de subir les changements nécessaires à leur animalisation. Aussi observe-t-on que l'intestin des *herbivores* est très-long (*vingt-huit fois la longueur du corps*, exemple le *mouton*), leur estomac fort ample, et souvent multiple; les *carnivores*, au contraire, ont un tube digestif court, étroit (*trois fois la longueur du corps*, exemple le *tigre*, *le lion*), et tellement disposé, que les substances alimentaires le parcourent avec rapidité.

L'homme tient le milieu entre les espèces qui se nourrissent de chairs et celles qui ne vivent que de végétaux; aussi, chez lui, le tube intestinal ne présente que *huit fois* la longueur du corps.

Les aliments dont l'homme se nourrit sont solides ou liquides, tirés du règne animal ou végétal; le règne minéral ne fournit que des assaisonnements, des médicaments ou des poisons. L'aliment est tout ce qui nourrit, c'est-à-dire, tout ce qui est susceptible d'être assimilé et de former du *chyle*. Le *chyle* est un liquide d'un blanc opaque, un peu plus pesant que l'eau distillée, d'une odeur spermatique prononcée, d'une saveur salée, happant un peu à la langue, et sensiblement alcalin.

Très-peu de temps après qu'il est sorti du vaisseau qui le contenait, le chyle se prend en masse et acquiert une consistance presque solide; il se sépare au bout de quelque temps en trois parties, l'une solide qui reste au fond du vase, sous forme de caillot; une liquide qui est placée au-dessus, et une troisième qui forme une couche très-mince à la surface du liquide. Mis en contact avec l'oxygène de l'air, il prend une teinte rouge, il devient du véritable sang.

Sa consistance, son odeur, sa saveur varient selon la nature de l'aliment dont l'animal fait usage.

Les aliments tirés du règne végétal nourrissent moins bien que ceux tirés du règne animal, parce que, sous le même volume, ils contiennent moins de molécules assimilables à notre propre substance. L'aliment est d'autant plus nutritif qu'il entre dans sa composition une plus grande quantité d'*azote*. Les chairs des animaux faits nourrissent plus que les chairs des jeunes animaux. Quelle que soit la nature de l'aliment dont nous faisons usage, l'action de nos organes en sépare une quantité de chyle plus ou moins grande; la qualité de ce chyle peut être très-différente, selon la nature de l'aliment, et, comme ce chyle devient du sang qui est porté dans toutes les parties du corps, il en résulte que les chairs, les sécrétions prennent l'odeur de l'aliment qui a concouru à sa formation; tout le monde connaît l'influence de l'*ail* sur le lait des vaches, du *chou* sur la chair des lapins.

L'appareil digestif, comme vous avez pu le remarquer, est composé de trois sections continues parfaitement distinctes. Dans l'une, la matière alimentaire subit des modifications, soit mécaniques, soit chimiques, qui la préparent à être absorbée et assimilée; la seconde est plus spécialement chargée de cette absorption, et constitue comme telle la partie essentielle de l'appareil; la troisième est destinée à conduire au dehors les *féces*.

L'homme porte les aliments à sa bouche après les avoir soumis, le plus ordinairement, à certaines préparations qui tendent à en rendre la division plus facile, tandis que, dans le plus grand nombre des animaux, c'est la bouche qui va les chercher, et les prend tels qu'on les trouve dans la nature.

Placés dans la bouche, les aliments sont broyés par l'action de la mâchoire inférieure qui frappe sur la supérieure à la manière d'un marteau sur une enclume : des muscles qui s'insèrent d'une part à la mâchoire inférieure, d'autre part à la supérieure, font exécuter, à la première, un mouvement d'élévation et de diduction propre à favoriser la division et le broiement des substances alimentaires.

Les aliments ramenés sous les arcades dentaires par l'action des muscles, des joues, des lèvres et de la langue, sont plus ou moins complétement divisés; de la salive sécrétée par la membrane muqueuse de la bouche, et par des glandes placées dans son voisinage, est mêlée avec ces aliments *(insalivation)*; la langue parcourt toutes les anfractuosités de la bouche, et ramasse les matières alimentaires qu'elle rassemble sur sa face supérieure; lorsque cette collection est complète, elle presse le bol alimentaire contre la voûte du palais, et, recourbant sa pointe en haut en même temps qu'elle abaisse sa base, elle offre à ce bol alimentaire un plan incliné, sur lequel elle le pousse d'avant en arrière pour lui faire franchir l'isthme du gosier et le précipiter dans le pharynx *(déglutition)*: arrivées dans le pharynx, les fibres musculaires des constricteurs se contractent de bas en haut, s'appliquent sur le bol alimentaire, et l'obligent à descendre dans l'œsophage; le bol alimentaire ne peut s'engager dans le larynx, il en est empêché par l'épiglotte qui s'abaisse au moment de la déglutition; il ne peut s'introduire dans les fosses nasales, il en est empêché par le voile du palais; la déglutition des liquides se fait de la même manière; mais comme les molécules dont ils se composent sont plus divisibles, l'épiglotte, le voile du palais doivent s'appliquer plus exactement; s'il en est autrement, des parcelles de liquide s'introduisent dans les cavités destinées seulement au passage de l'air et déterminent une toux suffocante, c'est-à-dire que nous expulsons brusquement de nos poumons une certaine quantité d'air; dans sa rapidité, en sortant, soit par le nez (éternument) soit par la bouche, cet air entraîne avec lui les corps étrangers engagés dans ces ouvertures.

Sorti du pharynx, le bol alimentaire chemine dans l'œsophage et arrive dans l'estomac.

Tous les aliments que nous prenons pendant le repas, liquides ou solides, sont accumulés dans cette poche qui se laisse dilater, par sa dilatation l'estomac refoule les autres viscères abdominaux d'une part, et d'autre part, les viscères contenus dans la cavité thoracique. Lorsque la dilatation est suffisante, la faim cesse, et alors commence la digestion stomacale (*chymification*). Les fibres musculaires qui entrent dans la composition des parois de l'estomac se contractent. Par leur contraction répétée elles tourmentent les aliments contenus dans sa cavité, leur font subir une seconde trituration, en opèrent le mélange d'une manière d'autant plus rapide et plus complète que ces aliments ont été plus soigneusement broyés dans la bouche. Ainsi tourmentés, les aliments sont réduits en bouillie et forment une pâte chymeuse, à laquelle le pylore devra livrer passage. Mais pour que le pylore leur livre passage, il ne suffit pas que les matières alimentaires soient broyées, comme on pourrait le faire dans un mortier, il faut qu'elles soient assimilées, c'est-à-dire, qu'elles forment une pâte homogène que l'on appelle *chyme*, et pour que cette assimilation ait lieu, il faut que des *sucs gastriques*, préparés par les cryptes muqueux de l'estomac, soient mêlés avec la masse alimentaire, et c'est alors, et alors seulement que l'assimilation a lieu et que le pylore livre passage; si cette assimilation n'a pas lieu, le pylore reste fermé, les fibres musculaires de l'estomac se contractent avec plus de force, et les aliments sont rejetés par le vomissement. Si au contraire l'assimilation est parfaite, le pylore livre passage au chyme, qui d'abord arrive dans le duodenum, parcourt toute l'étendue de l'intestin grêle et se divise en deux parties, une partie désignée sous le nom de *fèces*, qui est rejetée au dehors après avoir séjourné un temps plus ou moins long dans le gros intestin, et une autre partie qui est le *chyle*. Pour que cette séparation se fasse, il faut que de *la bile* préparée par le foie, qu'un liquide semblable à de la salive, *suc pancréatique* élaboré par le pancréas, soient versés dans le duodenum et mêlés avec le chyme. Si ce mélange n'a pas lieu, le chyle reste mêlé avec les fèces, et avec eux il est rejeté au dehors. Cette séparation se fait lentement : à mesure que le chyme chemine dans l'intestin grêle, des gouttelettes blanches sont déposées sur les parois de l'intestin ; les papilles, espèces de suçoirs dont je vous ai déjà entretenus, absorbent ces globules et les transmettent aux vaisseaux chylifères. Plus l'intestin grêle présentera d'étendue, plus les valvules conniventes et les papilles seront multipliées, plus il y aura de chances pour que cette séparation se fasse bien.

Le chyle, pris par les radicules des vaisseaux chylifères, arrive dans le canal thorachique, est versé dans la veine sous-clavière gauche, il se mêle avec le sang veineux, porté dans le cœur, puis dans le poumon où il est mis en contact avec l'air il devient du véritable sang.

Il résulte de ce que nous venons de voir qu'à chaque repas plusieurs onces de chyle seraient jetées dans le torrent de la circulation, et augmenteraient d'autant le poids du corps. Plus tard, lorsque nous parlerons des sécrétions et excrétions en particulier, je vous dirai comment la masse du sang tend continuellement à s'épuiser.

Nous avons vu que pour que la nutrition se fasse, c'est-à-dire, pour qu'une partie de nos aliments soit changée en chyle, il faut d'abord que la substance alimentaire, dont nous faisons usage, soit triturée et mêlée avec de la salive; ce premier temps de la digestion est plus important qu'on ne le pense généralement. Ce ne sont pas seulement les aliments solides qui doivent être divisés dans la bouche, il n'est pas moins important de diviser les aliments liquides. Beaucoup de personnes digèrent mal l'eau, le lait, les viandes hachées, etc., par cela seul qu'elles négligent d'opérer ce mélange : tout le monde sait que les personnes, dont les mâchoires sont dégarnies de dents, sont plus sujettes aux indigestions; que les animaux qui perdent leur salive engraissent difficilement. Si les aliments n'ont pas été suffisamment divisés dans la bouche, l'estomac mettra un temps plus long à en opérer l'assimilation. Quelquefois même, s'ils sont compactes, comme cela se remarque pour les radis, ces aliments sont rejetés dans la bouche pour être soumis à une nouvelle mastication. Si nous supposons pour un moment l'estomac malade, lors même que la trituration aura été aussi complète que possible dans la bouche, l'assimilation n'aura point lieu, soit parce que des sucs gastriques ne seront point sécrétés en quantité suffisante, soit parce que les parois de l'estomac ne pourront point revenir sur elles-mêmes pour opérer l'assimilation; dans ce cas, le pylore refusant de livrer passage, les aliments séjourneront plus ou moins longtemps dans l'estomac et seront rejetés par le vomissement; c'est ce que nous voyons arriver quelquefois pour les aliments même les plus faciles à digérer.

En supposant que l'assimilation soit parfaite, le pylore livrera passage à la pâte chymeuse; mais pour que la séparation du chyle puisse avoir lieu, il faut que de la bile, avons-nous dit, soit mêlée avec le chyme. Ce liquide est de la plus grande utilité, quoique quelques médecins lui fassent une guerre à outrance; je dis plus, il est indispensable, et des faits bien avérés confirmés par l'anatomie comparée prouvent que plus ce liquide est abondant, et plus l'insertion du conduit qui le verse dans l'intestin se fait près de l'estomac, plus la digestion est rapide; c'est ce que l'on remarque dans le Brochet, dans le Canard, etc. C'est ainsi que l'on explique l'appétit extraordinaire de certains hommes. Vesale rapporte l'observation d'un individu qui avait commis des crimes pour satisfaire son appétit; à sa mort on trouva que le canal biliaire s'ouvrait dans l'estomac. Un gravier engagé dans les conduits biliaires ou toute autre cause peuvent s'opposer soit au passage, soit à la sécrétion de la bile. La séparation du chyle ne pourra avoir lieu, dans ce cas, quoique, en apparence, la digestion se fasse bien; le malade succombera au marasme. Il en serait de même si l'intestin grêle, ou les vaisseaux chylifères étaient malades. Si quelques-unes de ces parties seulement sont malades, on conçoit que l'absorption puisse encore avoir lieu, mais si la maladie attaque une grande surface à la fois, et un grand nombre de vaisseaux et de ganglions chylifères, comme cela a lieu dans le *carreau*, le malade devra mourir d'épuisement tout en mangeant beaucoup : lors même que toutes ces parties seraient dans un état de santé parfait, que l'assimilation se ferait bien. Le sujet encore devra succomber, si nous supposons un obstacle s'opposant au passage du chyle dans un point quelconque du canal thorachique.

Il arrive quelquefois qu'une portion d'intestin s'engage dans les ouvertures qui donnent passage aux gros vaisseaux qui, du tronc se portent aux parties du corps, de là les *hernies*; si l'ouverture qui a donné passage à cette portion d'intestin, se resserre au point d'interrompre le cours des matières, la hernie est étranglée, les matières alimentaires, ne pouvant franchir cet obstacle pour passer dans l'autre partie de l'intestin, refluent vers la portion supérieure du tube intestinal, de là les vomissements. Pour y remédier, on tâche de faire rentrer la portion d'intestin en la comprimant; si la pression ne suffit pas, avec le bistouri le chirurgien met l'intestin à découvert, agrandit l'ouverture et réduit la hernie. Quelquefois l'intestin déjà est gangrené, et alors il s'établit un anus contre nature, c'est-à-dire que les fèces seront rejetées par ce point, infirmité qui n'est pas toujours sans remède.

Si maintenant nous examinons la manière dont s'opère la digestion dans les différentes classes d'animaux, nous trouverons dans l'appareil digestif de nombreuses variétés dans la forme et la texture des organes, selon le genre de nourriture dont l'animal fait usage.

Nous verrons l'appareil de l'alimentation se simplifiant de plus en plus à mesure que nous descendrons l'échelle animale, se réduire à une cavité plus ou moins profonde qui reçoit la nourriture et rejette les fèces par une seule et même ouverture.

Dans les *herbivores*, dans la classe des *ruminants*, la langue est plus longue, plus charnue, couverte d'aspérités pour servir à la préhension des aliments; les dents incisives manquent quelquefois à la mâchoire supérieure; les canines manquent presque toujours, mais les dents molaires se distinguent par la largeur de leur surface triturante et par des inégalités qui rendent cette surface parfaitement propre à broyer les herbes; l'œsophage est plus étroit et plus charnu; sa couche musculaire surtout est très-développée, l'estomac se compose de quatre poches auxquelles on a donné les noms de *panse*, de *bonnet*, de *feuillet*, de *caillette*. L'intestin grêle présente une longueur considérable. Le gros intestin est susceptible d'une grande dilatation.

Les herbes, grossièrement divisées, sont d'abord versées par l'œsophage dans la panse, espèce de réservoir susceptible d'une dilatation énorme, dans lequel les aliments sont d'abord mis en dépôt jusqu'à ce que l'animal ait achevé sa provision. Alors commence ce que l'on appelle la rumination, c'est-à-dire que la *panse* se contracte, fait passer successivement son contenu dans le *bonnet;* dans le bonnet, la nourriture s'imbibe de sucs macérateurs, et se forme en petites pelotes qui sont rendues à l'œsophage; ce conduit, par un mouvement antipéristaltique, ramène ces petits bols alimentaires dans la bouche, où ils sont soumis à une mastication complète; le broiement opéré, l'aliment est avalé de nouveau, et cette fois est versé dans le *feuillet,* où il arrive à la faveur de deux colonnes charnues qui, par leur contraction, lui forment à la suite de l'œsophage un conduit complémentaire; dans le feuillet, la substance alimentaire subit une véritable macération, et passe dans la caillette, où elle achève de se convertir en chyme. Les aliments liquides, plus divisibles, ne vont ni dans la panse ni dans le bonnet : ils vont de suite dans le feuillet et la caillette, où ils sont mêlés avec les aliments solides.

La surface interne de ces quatre estomacs présente des différences bien notables : la panse est couverte de saillies papillaires plus ou moins grosses; le bonnet présente un réseau de plis disposés régulièrement en petites cellules polygonales; dans le feuillet on trouve de longs prolongements minces, appliqués les uns contre les autres, que l'on a comparés aux feuillets d'un livre; la surface interne de la caillette présente quelques plis beaucoup moins nombreux, beaucoup moins saillants, et un grand nombre de papilles.

A la partie la plus déclive de la panse des *chameaux*, on trouve d'énormes cellules que l'on pourrait considérer comme un cinquième estomac; c'est dans ces cellules que ces animaux conservent pendant un temps fort long une provision d'eau suffisante pour leurs besoins.

Dans les *carnivores*, la langue est longue et mobile, les dents incisives sont tranchantes, les canines sont longues et pointues, les molaires sont garnies d'aspérités, se croisent et agissent comme des branches de ciseaux. L'œsophage est moins étendu; l'estomac, susceptible d'une moindre dilatation, sécrète, un suc gastrique très-actif; le tube intestinal est très-court, la digestion est rapide.

Dans les *oiseaux*, les dents sont remplacées par une substance cornée, qui se prolonge plus ou moins sous forme de bec; dans les *granivores*, l'œsophage présente un renflement susceptible d'une dilatation énorme, que l'on appelle le *jabot*, au moyen d'un conduit que l'on appelle *conduit succenturié*; le jabot communique avec le *gésier*, estomac peu susceptible de dilatation, environné de fibres musculaires très-nombreuses et très-fortes; la membrane muqueuse du jabot est parsemée d'un nombre considérable de cryptes muqueux, encore plus prononcés dans le ventricule succenturié; dans le gésier, la membrane muqueuse est comme cornée. La longueur de l'intestin est en rapport avec la nourriture dont ces animaux font usage. A l'union de l'intestin grêle avec le gros intestin, on trouve deux appendices cœcales très-longues. Le gros intestin se termine par une poche commune à l'urine et aux fèces que l'on appelle cloaque.

Les graines dures, recouvertes souvent d'une enveloppe très-résistante, sont jetées dans le jabot où elles séjournent un temps plus ou moins long. Là, elles se ramollissent, traversent le ventricule succenturié, et arrivent dans le *gésier*, véritable organe masticateur, dont cette classe d'animaux est presque absolument privée. Le gésier agit avec une telle force pour broyer les aliments, qu'il brise les corps les plus durs, émousse les pointes les plus acérées; pour que ce broiement soit plus complet, l'animal introduit dans son gésier des graviers qui, roulés avec les graines, remplissent les fonctions de meules; une fois broyée, assimilée par le gésier, la pâte chymeuse chemine dans l'intestin, et l'absorption du chyle se fait comme dans les autres animaux.

Dans les *reptiles*, la bouche est largement fendue, les deux mâchoires mobiles sont garnies de dents très-petites plus propres à saisir qu'à broyer; la langue très-longue, fourchue, sert plutôt au toucher qu'au goût ou qu'à la préhension des aliments. La bouche et l'œsophage sont susceptibles d'une dilatation énorme, plus propres à engloutir les aliments qu'à les broyer. Les cryptes dans l'œsophage sont très-multipliés, sécrètent en abondance un liquide gluant; l'estomac, comparé à l'œsophage, présente peu de différence par sa dilatation et sa direction. L'intestin grêle et le gros intestin ne sont point distincts; la valvule et l'appendice cœcal n'existent plus que dans quelques espèces; dans les reptiles la mobilité des mâchoires leur permet de s'emparer de proies énormes, et bien que leur corps soit dépourvu de membres propres à saisir les êtres vivants dont ils se nourrissent, ils se rendent maîtres, et broient des animaux beaucoup plus gros et plus forts qu'eux en apparence; à la faveur de la grande mobilité dont jouit le corps, la tête peut être lancée avec une grande rapidité et à une assez grande distance sur l'animal dont le reptile veut s'emparer; au moment de le saisir, la gueule est largement ouverte; les dents, disposées en forme de crochet, arrêtent la victime, qui, aussitôt, est enlacée dans les nombreux anneaux que forme le corps. Par le serrement de ces anneaux les os sont brisés, et l'animal est réduit à une espèce de bol alimentaire oblong. Alors le reptile se déroule, le bol alimentaire s'engage de plus en plus dans la bouche, plutôt par une espèce de succion que par une véritable mastication; ce bol alimentaire dilate successivement l'œsophage, l'estomac y séjourne un temps fort long, s'y mêle avec le liquide gluant dont j'ai parlé; espèce de suc gastrique, doué d'une force dissolvante telle que les os même sont dissous. Les substances cornées seules, telles que les plumes, les ongles, résistent à l'action de ce dissolvant, et sont rejetées au dehors par l'anus; le chyle, absorbé, est porté dans la circulation.

Chez quelques serpents, les mâchoires sont armées de *crochets venimeux;* ces crochets sont des dents quelquefois mobiles, traversées, depuis leur base jusque près de leur sommet, par un canal qui, d'une part, s'ouvre à l'extrémité de la dent, et d'autre part dans une vésicule appliquée sur la mâchoire, vésicule qui est remplie par un venin dont les effets sont quelquefois immédiatement mortels. Lorsque l'animal mord, ses crochets venimeux appuient fortement sur la vésicule et forcent le liquide qu'il contient à en sortir.

Dans les *poissons*, les mâchoires sont encore plus mobiles que dans les reptiles, et permettent une dilatation de la bouche, telle, qu'elle peut admettre une proie d'un volume supérieur à ses dimensions ordinaires; cette cavité est armée de dents nombreuses implantées ou dans les mâchoires ou dans les différents points de la membrane qui tapisse la bouche; dans certains poissons ces dents sont longues et pointues, d'autres fois mousses; la forme et la disposition des dents sont toujours en rapport avec les habitudes alimentaires. Les poissons sont généralement très-voraces et ne font guère que saisir et avaler leur proie. La bouche se perd insensiblement dans l'œsophage; un estomac fusiforme fait suite à ce conduit sans transition marquée, et se continue de même dans l'intestin : l'appareil crypteux est moins développé chez eux que dans les classes supérieures.

Dans les *animaux articulés*, l'appareil digestif est encore moins compliqué.

L'appareil masticateur, tantôt existe dans les appendices qui constituent les membres ou les pattes comme dans l'*écrevisse*, etc., tantôt, dans des mâchoires articulées sur les côtés de l'orifice buccal, comme dans les *araignées ;* quelquefois cet appareil se prolonge sous la forme d'un petit bec plus ou moins consistant que l'on désigne sous le nom de *rostre*, ou bien sous forme de trompe membraneuse comme dans les *mouches*, les *papillons ;* d'autres fois la mastication s'opère dans l'estomac, qui n'est qu'un véritable gésier, garni d'incrustations calcaires. Ex., les *sauterelles*. Le tube intestinal se porte plus ou moins directement d'une extrémité du corps à l'autre en conservant à peu près le même calibre dans tout son trajet :

Dans les *mollusques*, le tube alimentaire, presque droit, s'étend de la bouche à l'anus, et l'appareil masticateur ne présente quelquefois qu'une seule dent taillée à la manière d'un peigne, contre laquelle une langue courte, épaisse et très-mobile, opère le broiement des matières alimentaires. Ex., les *hélices*, les *limnées*. L'intestin plus ou moins long, replié sur lui-même, se termine par un anus fort simple placé sur les côtés du corps et quelquefois dans un point assez rapproché de la bouche.

Dans *les rayonnés*, dans *les polypes*, l'appareil de l'alimentation n'est plus qu'une dépression ou une cavité plus ou moins profonde qui reçoit la nourriture et rejette les fèces par une seule et même ouverture. Le sac qui représente tout l'appareil de l'absorption alimentaire semble être simplement une dépression du parenchyme homogène que représente le corps tout entier, de telle sorte que, si on renverse le sac alimentaire, la surface externe, devenue interne, accomplit les fonctions de l'alimentation.

Dans les *éponges*, les *infusoires*, le corps vivant absorbe, sans les digérer, les matériaux alibiles qu'il trouve suspendus dans le milieu ambiant au milieu duquel il est placé.

D'après cet examen rapide, nous voyons que les êtres organisés ne subsistent qu'à la double condition d'introduire dans leurs tissus certains corps qu'ils trouvent autour d'eux dans la nature.

Dans la prochaine séance je vous ferai l'histoire de la respiration, je vous dirai comment le chyle est mis en contact avec l'air.

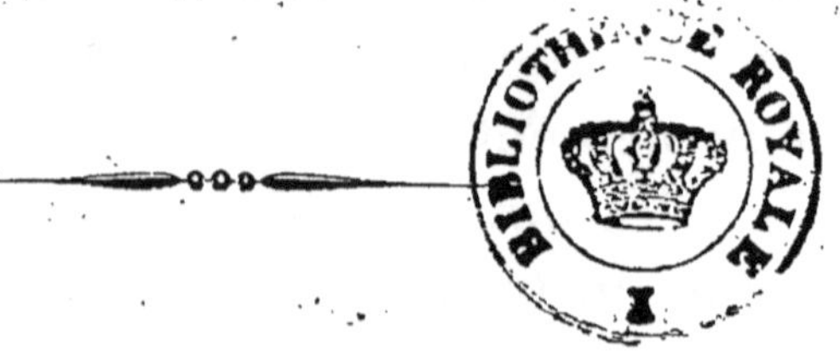

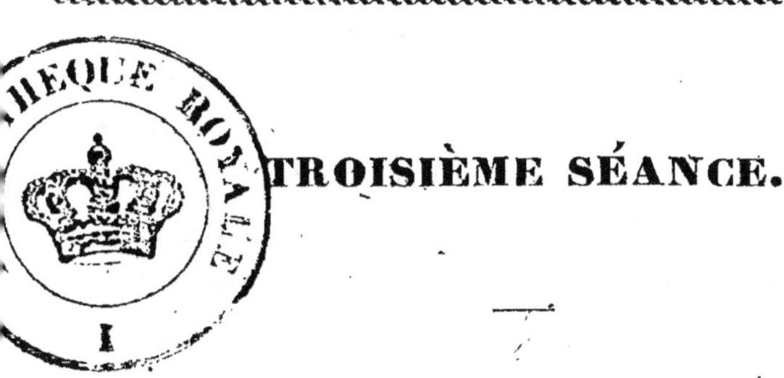

TROISIÈME SÉANCE.

Dans notre dernière séance nous avons vu que les êtres organisés ne subsistent qu'à la condition d'introduire dans leurs tissus certains corps qu'ils trouvent autour d'eux dans la nature; que les uns vont à la recherche de ces corps, leur font subir certaines modifications, s'en approprient les parties nutritives, et rejettent, sous le nom de fèces, celles qui ne sont point de nature à s'assimiler; que les autres, fixés au sol, absorbent les parties nutritives tenues en suspension dans les liquides au milieu desquels ils vivent, sans leur faire subir aucune modification.

Depuis l'homme, placé au sommet de l'échelle animale, jusqu'au polype, placé à la partie inférieure, nous avons vu comment cet appareil de nutrition, si compliqué dans les classes supérieures, se modifie et arrive à un degré de simplicité tel, qu'il ne présente qu'un simple appareil d'absorption ou plutôt d'imbibition par le tégument externe.

Entre l'homme et le polype il y aura donc cette faible différence, que chez l'un la vie s'entretient par le tégument interne, et chez l'autre, par le tégument externe. Chez l'homme nous trouvons, de plus que dans le polype, un appareil pour préparer les aliments et pour rejeter les fèces; mais à la rigueur l'homme pourrait se passer d'un appareil aussi compliqué si, comme les animaux de la partie inférieure de l'échelle, il était placé dans une atmosphère chargée de principes nutritifs; ce dont nous resterons convaincus si nous voulons nous rappeler que les bouchers, les charcutiers, les cuisiniers, les marchandes de poisson, etc., continuellement placés au milieu d'émanations nutritives, sont ordinairement remarquables par leur embonpoint, bien qu'ils ne consomment point une plus grande quantité de substances alimentaires.

Si, après avoir comparé l'homme au polype sous le rapport des fonctions nutritives, nous le comparons aux végétaux, nous trouverons de nombreux points de similitude.

Dans l'homme nous avons vu qu'un produit auquel nous avons donné le nom de *chyle*, résultat d'une décomposition des substances animales et végétales, était pris par des racines infiniment ténues qui s'implantaient dans l'intestin; que ce chyle était porté dans une tige centrale (*canal thorachique*); qu'au moyen de cette tige le chyle arrivait au cœur; que de là il était porté dans de grosses artères qui se ramifiaient à l'infini et déposaient ce liquide dans les vésicules pulmonaires où il était mis en contact avec l'air; que là il subissait des modifications qui le rendaient propre à entretenir la vie : nous avons dit que, par un système de vaisseaux que nous avons appelés *artères*, le chyle, devenu sang, était réparti dans toutes les parties du corps.

Dans les plantes même disposition : des débris de substances animales et végétales, élaborés par le sol, sont pris, sous le nom de *séve*, par des radicules d'abord infiniment ténues qui se réunissent les unes aux autres. Comme dans les animaux, toutes ces racines se réunissent au centre de la tige près de la moelle, et portent cette séve dans les branches, dans les rameaux, dans les ramuscules, et enfin la déposent dans les feuilles. Dans ces feuilles cette séve est mise en contact avec l'air, subit des modifications qui la rendent propre à entretenir la végétation ; au moyen de vaisseaux descendants, la séve ainsi élaborée est répartie dans toutes les parties de la plante, pour servir à son entretien et à son développement.

Appareil de la respiration.

Cet appareil est composé d'organes communs à la respiration et à d'autres fonctions, et d'organes propres.

Les organes communs sont :

Les os,
Les cartilages,
Les muscles qui concourent à la formation de la poitrine.

Les organes propres sont :

Les fosses nasales,
Le larynx,
La trachée-artère,
Les bronches,
Les vésicules bronchiques.

La *poitrine* est cette grande cavité formée dans la plus grande partie de son étendue par les côtes, en arrière par la colonne vertébrale, en avant par le sternum. Les *côtes* sont au nombre de douze de chaque côté ; on les distingue sous le nom de première, deuxième, troisième, etc. ; les côtes s'articulent en arrière avec les vertèbres dorsales, en avant avec le sternum ; une substance élastique moins dure que les os, appelée *cartilage*, fait suite aux côtes et sert d'union entre elles et le sternum ; le sternum serait cet os aplati qui réunit les côtes de l'un et l'autre côté ; *sept côtes* de chaque côté se réunissent immédiatement au sternum au moyen de cartilages ; on les appelle *vraies côtes*. On appelle *fausses côtes* celles qui ne se réunissent au sternum qu'en s'accolant les unes aux autres ; l'espace compris entre chacune des côtes a reçu le nom d'*espace intercostal*. L'ensemble de ces os forme un cône aplati d'avant en arrière dont la base est en bas et le sommet en haut ; chaque espace intercostal est fermé par deux couches de muscles appelés *intercostaux* ; la base de ce cône est fermée par une couche musculaire très-mince (*le diaphragme*) ; le diaphragme représente une cloison tendue transversalement, composée de fibres musculaires qui s'implantent à la face interne de l'extrémité inférieure du sternum, des dernières fausses côtes et des premières *vertèbres lombaires*. On appelle *piliers* les deux gros faisceaux charnus qui s'implantent aux vertèbres des lombes.

Nées de ces différents points, les fibres musculaires se portent toutes en convergeant pour former une large aponévrose appelée *centre phrénique*. Le diaphragme sépare complétement la poitrine du ventre : dans l'acte de l'expiration, il présente une voûte dont la convexité est tournée en haut; dans l'inspiration, cette voûte disparaît; il ne présente que trois ouvertures qui donnent passage soit aux organes qui se portent de la poitrine à l'abdomen ou de l'abdomen à la poitrine.

La poitrine, espèce de cage osseuse, convertie en boîte par les plans musculeux que j'ai indiqués, renferme le cœur et les poumons. Par sa composition semi-osseuse, semi-membraneuse, cette cavité est susceptible d'un mouvement d'abaissement et d'élévation, mouvement en vertu duquel elle est agrandie ou rétrécie; des muscles nombreux, appelés *inspirateurs*, s'implantent extérieurement aux os de la tête, du cou, de l'épaule et du bras, et d'autre part à la face externe des côtes dont ils opèrent l'élévation; d'autres muscles non moins nombreux, appelés *expirateurs*, s'implantent par leur extrémité inférieure aux os du bassin et à la partie inférieure de la colonne vertébrale, par leur extrémité supérieure aux dernières côtes.

dont ils opèrent l'abaissement. De là ce double mouvement d'inspiration et d'expiration.

Les *fosses nasales* sont ces deux grandes cavités qui s'étendent du nez à l'arrière-bouche, séparées de la bouche par la voûte palatine qui en forme le plancher inférieur, divisées dans le sens de leur longueur par une cloison lisse et unie. Ces fosses nasales s'ouvrent, en avant, par deux ouvertures assez étroites, limitées par des prolongements semi-membraneux, que l'on appelle *narines*; en arrière, les fosses nasales s'ouvrent par deux ouvertures assez larges, dans le pharynx et la bouche, dont elles sont séparées par le voile du palais. Les fosses nasales communiquent avec la cavité orbitaire par le canal nasal, avec l'oreille par la trompe d'Eustache.

La paroi externe et supérieure des fosses nasales est formée par des lames osseuses différemment contournées sur elles-mêmes, appelées *cornets*. Ces lames, dans certains points, sont tellement rapprochées les unes des autres, qu'à peine la distance qui les sépare admettrait une feuille de papier. Outre ces replis, qui ont pour usage, comme nous le verrons plus tard, de retarder le cours de l'air, on trouve, comme supplément aux fosses nasales, des cavités plus ou moins grandes, pratiquées dans l'épaisseur des os environnants, qui communiquent avec ces fosses par des ouvertures très-étroites. Ces cavités ont reçu le nom de *sinus*.

Le *larynx* est une espèce de boîte cartilagineuse située à la partie antérieure et supérieure du cou, que l'on appelle vulgairement le *nœud de la gorge*, ou *pomme d'Adam*; elle est plus grosse et plus saillante dans les hommes que dans la femme.

Le larynx est composé de cinq cartilages que l'on désigne sous les noms de *thyroïde*, qui est l'antérieur et le plus grand; de *crycoïde*, qui est placé au-dessous; de deux *aryténoïdes*, qui sont postérieurs et placés au-dessus du crycoïde; et enfin l'*épiglotte*, placée au-dessus de l'ouverture du larynx. Ces cartilages sont unis par des ligaments, et mus les uns sur les autres par les muscles *cryco-thyroïdiens*, *cryco-aryténoïdiens* postérieurs, *cryco-aryténoïdiens* latéraux, les *thyro-aryténoïdiens* et l'*aryténoïdien* transverse.

La *trachée-artère* est tout ce conduit placé au devant de l'œsophage, qui fait suite au larynx, et va jusqu'aux poumons; cette trachée-artère est composée d'espèces d'anneaux cartilagineux placés les uns au-dessous des autres, et réunis par une membrane. Dans l'homme, ces anneaux ne reproduisent environ que les quatre cinquièmes d'un cylindre; le cinquième postérieur serait remplacé par une portion membraneuse, ce qui donne à la trachée-artère l'aspect d'une tige cylindrique dont on aurait retranché le cinquième postérieur. Dans les animaux dont la voix est retentissante, comme dans l'*âne*, le *cygne*, les cylindres sont complets; ceux, au contraire, chez lesquels la voix est presque nulle, comme le *hérisson*, la trachée-artère est presque entièrement membraneuse; son étendue varie selon la longueur du cou des animaux.

Cette trachée-artère, arrivée à la hauteur des poumons, se divise en deux grosses branches appelées *bronches*, l'une pour chaque poumon.

Ces bronches pénètrent dans l'intérieur du poumon, se divisent en branches, en rameaux, en ramuscules, et se subdivisent en filaments tellement ténus que l'œil ne peut plus les suivre. On suppose qu'arrivés au dernier degré de division, ces vaisseaux bronchiques se terminent par de petites ampoules, de petits *culs-de-sac*, auxquels on donne le nom de *vésicules bronchiques*. Ces vésicules sont-elles de simples ampoules, ou un appareil encore fort compliqué? Voilà ce que l'on n'est point encore parvenu à démontrer; c'est l'ensemble de ces myriades de vésicules qui, rapprochées les unes des autres, forment cette masse charnue appelée *poumon*.

Ces bronches se comporteraient exactement à la manière des branches d'arbres, dont la trachée-artère serait la tige. Vu de loin, un arbre chargé de ses feuilles nous présente une masse compacte. Si nous en approchons, nous distinguons des branches, des rameaux qui se terminent par des feuilles; il en est de même si nous soumettons à un examen attentif le tissu pulmonaire : nous le trouvons composé de rameaux terminés par des vésicules.

Dans l'appareil de la respiration, comme pour l'appareil digestif, nous voyons la peau qui recouvre la face s'introduire par l'ouverture du nez, pénétrer dans les fosses nasales, se replier sur les nombreux contours que présentent les cornets du nez, gagner le larynx, s'introduire dans sa cavité, comme le ferait un doigt de gant, tapisser la trachée-artère, les bronches, et arriver jusque dans les vésicules pulmonaires. Cette peau dure, qui recouvre la face, s'amincit, se dépouille de son épiderme, sa texture vasculaire devient plus molle, plus prononcée, les cryptes plus développés, et prend enfin tous les caractères des membranes muqueuses.

Les poumons sont au nombre de deux, l'un de chaque côté; le poumon droit présente trois divisions ou lobes; le poumon gauche n'en présente que deux. Ces lobes forment presque des poumons isolés; ils sont le résultat de la division des troncs principaux des bronches. Les poumons remplissent exactement la cavité de la poitrine; ils laissent entre eux un espace qui loge le cœur et les gros vaisseaux. Ces poumons sont exactement appliqués contre la face interne des côtes, sans y adhérer. Une membrane séreuse très-mince, appelée *plèvre*, les recouvre et leur donne cet aspect lisse, luisant, que nous remarquons.

Pour vous donner une idée de la disposition de

la plèvre, je suppose, comme je l'ai fait pour le *péritoine*, une vessie sans ouverture, placée entre les côtes et le poumon. Un des côtés de cette vessie tapissera la cavité de la poitrine, l'autre côté s'appliquera sur le poumon, qu'elle embrassera en s'enfonçant plus ou moins loin dans les fissures qui séparent les lobes; elle s'appliquera si exactement sur ces parties qu'il sera impossible de l'isoler. Si l'on pratique une incision aux parois de la poitrine, on doit nécessairement arriver dans la cavité de cette vessie, autrement dit *de la plèvre*. De la sérosité continuellement versée dans cette poche lui donne cet aspect luisant. Quelquefois cette sérosité s'accumule en trop grande quantité; cette accumulation constitue l'hydropisie de poitrine ou l'hydrothorax. Cette sérosité a pour usage de favoriser le mouvement du poumon contre les parois de la poitrine, sans quoi le poumon eût été altéré par le frottement.

Il y a deux *plèvres*, l'une pour chaque poumon; l'espace qui résulte de l'adossement de ces deux poches a reçu le nom de *médiastin;* c'est dans cet espace que se trouve le cœur. Comme ces plèvres se refléchissent sur les vaisseaux du cœur, on a distingué les *médiastins* en antérieur et postérieur.

La texture du poumon n'est qu'un assemblage de vésicules communiquant toutes dans les divisions des bronches, et réunies les unes aux autres par une couche très-mince de tissu cellulaire ; toutes ces vésicules forment des lobules dont le nombre et la forme varient à l'infini ; ces lobules, réunis les uns aux autres, forment des paquets que l'on appelle *lobes;* ces lobes sont recouverts par une pellicule mince, c'est *la plèvre.* Outre les divisions des bronches dans les poumons, nous trouverons, se comportant exactement de la même manière, des artères qui portent le sang du cœur aux vésicules, et des veines qui rapportent le sang des vésicules au cœur. L'ensemble de la division de ces bronches, de ces artères et de ces veines, forme, dans le poumon, un lacis inextricable.

Respiration. — Comme la digestion, la respiration peut se diviser en trois ordres d'actes, en préhension du fluide respirable, absorption du gaz vivifiant, et rejection du résidu du fluide qui se trouve mêlé aux exhalations particulières séparées du sang.

L'acte de la respiration se compose d'un double mouvement des côtes, que l'on appelle *inspiration* et *expiration;* l'inspiration fait entrer dans nos poumons une certaine quantité d'air, l'expiration l'en fait sortir; le nombre d'inspirations, dans un temps donné, diffère beaucoup d'un homme à un autre; chez quelques sujets il est de quatorze fois par minute, chez d'autres on l'a trouvé de vingt-huit; ce nombre doit être subordonné à la capacité des poumons et à la qualité de l'air respirable. L'air est un fluide gazeux transparent qui environne la terre jusqu'à une hauteur de quinze à seize lieues, et dont la masse totale forme *l'atmosphère.*

On a trouvé que cent parties d'air en poids contenaient vingt et une parties d'oxygène et soixante-dix-neuf parties d'azote; outre l'oxygène et l'azote, l'air contient de la vapeur d'eau en quantité variable, et une très-petite quantité d'acide carbonique, dont la proportion varie selon les circonstances; l'air est très-dilatable par la chaleur. L'oxygène seul est consommé dans l'acte de la respiration et de la combustion des corps. L'azote, devenu libre, est rendu à l'atmosphère.

L'air est pesant; la surface du corps de l'homme, estimée à quinze ou seize pieds, supporte un poids évalué à trente-trois mille livres; pour les personnes qui n'y ont point réfléchi, ce poids doit paraître énorme; mais l'étonnement cesse si nous nous rappelons la difficulté que l'on éprouve à enlever un vase sous lequel on a fait le vide, ou une feuille de papier exactement appliquée sur un marbre.

Chaque fois que la poitrine se dilate, le vide qui s'opère dans les vésicules bronchiques est aussitôt rempli par l'air extérieur; on évalue à quarante-quatre pouces cubes la quantité d'air qui s'introduit dans nos poumons à chaque inspiration, et à trente-huit pouces l'air qui en sort. Soumis à l'analyse chimique, les éléments qui entrent dans la composition de l'air ne sont pas dans les mêmes proportions à son entrée et à sa sortie; nous avons vu que l'air, à son entrée dans les poumons, contenait 21 pour 100 d'oxygène, et une très-faible partie d'acide carbonique; l'air qui en sort contient quatre parties d'acide carbonique, et d'oxygène dix-sept parties seulement. D'après ces calculs, la quantité d'oxygène dépensée à chaque inspiration serait donc de quatre parties, qui seraient remplacées par quatre parties d'acide carbonique. C'est dans les vésicules pulmonaires, et par son contact avec le sang, que l'air subit ces modifications.

L'air atmosphérique, s'introduisant par la bouche, par les fosses nasales, pénètre dans le larynx. Par la trachée-artère et ses nombreuses divisions, il arrive dans les vésicules pulmonaires, où il est mis en dépôt. D'un autre côté, le sang veineux, poussé par le ventricule droit du cœur, arrive dans ces mêmes vésicules pulmonaires; là, ce sang veineux, chargé d'acide carbonique, est mis en contact avec l'air, les globules de sang se débarrassent de l'acide carbonique qu'ils contenaient en excès, et empruntent à l'air une pareille quantité d'oxygène. De ce contact résulte pour le sang un changement que l'on appelle *hématose*, c'est-à-dire que le sang, se chargeant d'oxygène, de noir qu'il était, devient rouge. Alors, repris par les radicules des veines pulmonaires qui s'insèrent dans les vésicules, le sang est reporté au cœur, qui le distribuera à toutes les parties du corps.

Pour que l'hématose ait lieu, il ne suffit donc pas que de l'air soit porté dans nos poumons, il faut encore que cet air contienne de l'oxygène; s'il n'en contient pas en quantité suffisante, il y a *asphyxie.*

L'asphyxie peut arriver de plusieurs manières: où l'air que nous respirons, comme je le disais tout à l'heure, ne contient pas assez d'oxygène ou il en contient trop; ou une cause quelconque, telle que la submersion, la strangulation, un corps étranger, s'oppose à l'introduction de l'air dans les voies aériennes; ou encore avec l'air que nous respirons se trouvent des gaz délétères ou vénéneux qui paralysent l'action des poumons ou en détruisent le tissu.

La respiration revivifie le sang et entretient la *chaleur animale.* La température du corps est de 32 degrés chez l'homme, de 42 dans les oiseaux, de 8 dans les reptiles; elle est ordinairement un peu plus élevée dans les jeunes sujets que chez ceux qui déjà sont avancés en âge; la température du corps, dans les différentes classes d'animaux, est en raison de l'étendue des poumons et de la quantité d'air absorbée.

Que l'homme vive au milieu de l'atmosphère embrasée de la zone torride, ou sous le climat glacé des régions polaires, qu'il soit placé dans un four très-chaud, comme nous en trouvons l'exemple dans ces gens qui se prétendent incombustibles, la température du corps est toujours la même, c'est-à-dire de 32 degrés; le calorique communiqué à nos tissus, excédant la quantité nécessaire, est rejeté par la transpiration pulmonaire et cutanée.

Cette transpiration pulmonaire est supposée venir du sérum du sang et de la sécrétion des cryptes muqueux qui tapissent les voies aériennes. On évalue à quatre livres en vingt-quatre heures, la quantité de transpiration qui s'échappe de nos poumons, quantité égale à celle qui s'échappe par la peau. Pour acquérir la preuve de la présence de cette transpiration pulmonaire, il suffit d'approcher la bouche d'une glace ou de tout autre corps poli; vous savez que c'est le moyen dont on se sert, dans le cas de mort apparente, pour savoir si la vie a entièrement cessé.

Outre la vapeur qui s'échappe de nos poumons, on reconnaît encore dans l'air expiré la présence de plusieurs substances introduites dans nos organes par absorption.

Cet exposé rapide des principaux phénomènes de la respiration suffira pour nous faire comprendre qu'un polype développé dans le nez, qu'un simple engorgement de la membrane muqueuse qui tapisse les fosses nasales (*coryza*), nous obligent à tenir la bouche continuellement ouverte; qu'une inflammation du larynx (*le croup*), rétrécissant cette ouverture déjà étroite, surtout chez les enfants, amène l'asphyxie; qu'une inflammation des vésicules pulmonaires, et surtout si elle en attaque un grand nombre à la fois (*pneumonie*), rend la respiration plus fréquente; que des mucosités épaisses accumulées dans les bronches, dans la trachée-artère (*catarrhe*), nous obligent à expulser à la fois et brusquement une grande quantité d'air (*la toux*); qu'une inflammation de la plèvre (*pleurésie*) rend les mouvements des côtes et du poumon très-gênés et extrêmement douloureux; qu'une affection rhumatismale du diaphragme, des muscles intercostaux, des muscles inspirateurs et expirateurs, rend le jeu des côtes difficile et quelquefois nul (*l'asthme*) : on désigne encore sous le nom d'*asthme* la perte d'élasticité des vésicules pulmonaires; ces vésicules, dilatées outre mesure, ne reviennent plus sur elles-mêmes, ne se débarrassent point de l'air contenu dans leur cavité : de là l'extrême difficulté de respirer. D'autres fois, par suite d'une forte distension, quelques vésicules se rompent, l'air s'introduit dans le tissu cellulaire qui les réunit, et constitue *l'emphysème du poumon.*

A l'acte de l'inspiration se rattachent *l'odoration, le bâillement, la succion.*

Si l'air qui s'introduit par les fosses nasales tient en suspension quelque parcelle odorante, cette parcelle s'arrêtant sur un des nombreux filets nerveux qui se distribuent à cette cavité, produira une sensation qui sera portée au cerveau ; de là *l'odorat*, fonction sur laquelle nous reviendrons plus tard.

Le bâillement consiste à introduire dans les poumons, par un effort d'inspiration très-étendu et très-prolongé, une grande quantité d'air, que l'on conserve le plus longtemps possible.

La succion est le résultat de l'inspiration, la bouche étant fermée.

A l'acte de l'inspiration se rattachent *la toux*, *l'éternument*, *la voix*, *la parole*.

La toux est le résultat d'une forte et violente expiration, dans laquelle l'air, en sortant avec rapidité, balaye la surface des bronches, de la trachée-artère, du larynx, et de l'arrière-bouche, en entraînant avec lui les mucosités, les crachats qui peuvent y être attachés.

L'éternument ne diffère de la toux qu'en ce que l'air expulsé, au lieu de sortir par la bouche, sort par le nez, heurte les parois anfractueuses des fosses nasales, et occasionne un bruit particulier; dans sa course rapide l'air entraîne avec lui les corps étrangers qui peuvent s'être attachés à la membrane pituitaire.

La voix n'est autre chose que le bruit que l'air fait entendre en traversant ce point de la cavité du larynx, que l'on appelle *glotte*.

En vous parlant du larynx, j'ai dit qu'il était composé de cinq pièces cartilagineuses, mues les unes sur les autres par neuf muscles; que ce larynx présentait un renflement que l'on appelait nœud de la gorge : ce renflement laisserait croire que le tube aérien, dans cette partie, présente plus d'étendue que partout ailleurs; c'est tout le contraire. Si nous examinons la face interne du larynx, nous trouvons de chaque côté deux replis, appelés *cordes vocales*, dont les bords peuvent se rapprocher au point de fermer presque complétement cette ouverture. Ces replis ou cordes vocales sont distingués en supérieurs et inférieurs. Entre la corde vocale supérieure et inférieure on trouve un petit enfoncement que l'on appelle *sinus laryngé*. C'est en passant à travers cet espace limité par les cordes vocales que l'air fait entendre ce bruit qui constitue la voix.

Si l'ouverture est très-étroite, le son est aigu; si elle est plus ouverte, le son est grave; ce plus ou moins d'ouverture est dû à l'action des muscles du larynx. Ce son produit dans le larynx, pour être articulé, devra être modifié par le voile du palais, par les mouvements de la langue, la disposition des mâchoires et des dents, le jeu des joues et des lèvres. Si on pratique une ouverture du larynx au-dessous des cordes vocales, l'air s'échappant par cette ouverture ne fera entendre aucun bruit; si l'ouverture est pratiquée au-dessus des cordes vocales, un son sera produit, mais il sera toujours le même. Pour que ce son soit modifié, il faut qu'il sorte par une ouverture plus ou moins grande, plus ou moins éloignée; qu'il soit soumis à l'action des muscles du larynx, du voile du palais, de la langue, des lèvres, etc.

Laissant de côté la grave question qui longtemps a occupé les physiologistes, de savoir si le larynx était un instrument à corde ou un instrument à vent, nous nous bornerons à faire remarquer, que nous sommes forcés de convenir, que si pour les instruments à vent le son produit par le passage de l'air à travers l'ouverture ou le bec d'une clarinette, d'un basson, d'une flûte, etc., est plus ou moins aigu, selon que l'ouverture dans laquelle il se forme est plus ou moins rétrécie, que ce son est modifié par les doigts promenés sur les ouvertures de l'instrument, qui le forcent à sortir par une ouverture plus ou moins large, plus ou moins éloignée ; nous sommes forcés de convenir aussi que la voix formée dans le *larynx* est modifiée par l'ouverture plus ou moins large de la glotte, par l'action des muscles, du larynx, du voile du palais, de la langue et des lèvres, et, selon que ce son sort par le nez ou par la bouche plus ou moins largement ouverte. Et de même que nous voyons les chanteurs faire exécuter à la tête certains mouvements qui ont pour but d'allonger ou de diminuer le tube vocal, de même voyons-nous dans certains instruments de musique, comme le *cornet à piston*, le *trombone*, le son modifié par le simple allongement du tube que doit parcourir le bruit formé dans l'embouchure.

L'organisation du larynx, la capacité des poumons, la conformation de la langue, du voile du palais, des mâchoires, des lèvres, sont pour beaucoup dans le plus ou moins de perfection de la voix.

Ordinairement la force de la voix est en raison du développement du larynx et des poumons. Dans le *Lion*, le larynx présente un développement énorme, mais on ne trouve point de ventricules; aussi le son est-il toujours le même. Dans le *Singe*, les ventricules laryngés, par leur développement, représentent de véritables sacs qui rendent l'articulation des sons impossible. Dans les *Oiseaux*, et surtout chez ceux qui ont la faculté d'imiter la voix humaine, on trouve deux larynx, l'un à la base de la langue, et l'autre à la division des bronches; c'est ce dernier qui est l'organe essentiel de la voix; le premier n'est que modificateur des sons. Dans les *Perroquets*, les *Passereaux*, on trouve cinq paires de muscles sur le larynx inférieur. Dans l'*aigle*, la *chouette*, le *coucou*, on ne trouve qu'un seul muscle laryngé. Dans les *reptiles*, le larynx ne présente point de cordes vocales; aussi les serpents ne produisent-ils qu'une sorte de sifflement; ils n'ont pas de voix. Dans les *grenouilles*, on trouve un organe de phonation très-développé, qui présente de chaque côté deux grosses cordes vocales qui, jointes à une glotte très-mobile, produisent le coassement que ces animaux font entendre, bruit qui ne peut être modifié par le jeu de la langue, cet organe étant chez ces animaux fixé aux mâchoires de manière à rendre les mouvements presque impossibles, ou au moins très-limités. Chez les *poissons*, cet appareil manque complétement. Dans quelques *insectes*, tels que la *cigale*, le *grillon*, on trouve à l'entrée des trachées deux petites plaques mobiles (stygmate); l'air en sortant déplace ces plaques, et fait entendre du bruit.

L'acte de la respiration s'accomplit à peu près de la même manière chez tous les mammifères; par conséquent, même disposition d'organes.

Il n'en est pas de même des oiseaux. Dans cette classe, nous ne trouvons point, comme dans la précédente, de diaphragme séparant la cavité thorachique de la cavité abdominale; ces deux cavités sont confondues. Les poumons s'étendent dans l'une et l'autre cavité, et s'appliquent immédiatement contre la colonne vertébrale. La trachée-artère est composée d'arceaux osseux, larges, complets, plus ou moins multipliés, selon la longueur du cou; comme je l'ai déjà dit, elle présente deux renflements laryngés, l'un supérieur, et l'autre inférieur. Après le développement inférieur, la trachée-artère se divise en deux bronches qui se ramifient à l'infini, et donnent naissance aux vésicules bronchiques. Les poumons des oiseaux diffèrent principalement de ceux de tous les autres animaux, en ce qu'ils ne sont point libres dans la cavité du tronc : ils représentent deux masses aplaties, spongieuses, et d'un rouge foncé, fixées à la partie dorsale d'une cavité pectorale qui s'étend jusqu'au bassin. Leur face antérieure est recouverte par une membrane séreuse; leur face postérieure est appliquée immédiatement contre les os, avec lesquels ils communiquent; non-seulement des prolongements pulmonaires pénètrent dans les os, mais tout viscère important en est recouvert, et comme enveloppé.

Toutes les cellules dont se compose l'appareil pulmonaire communiquent les unes avec les autres, de manière que si on pratique une ouverture au fémur ou à un autre os, on peut, par cette ouverture, entretenir la respiration.

A chaque inspiration, une énorme quantité d'air est portée dans les vésicules pulmonaires, mise en contact avec le sang, elle sert à le revivifier. Une autre partie de cet air pénètre dans les os, dans les viscères de l'animal, s'y échauffe, se dilate, et allége le corps. Il suffit de pratiquer une ouverture à un de ces os, de donner issue à l'air échauffé, pour rendre l'animal incapable de voler plus longtemps.

Certains oiseaux, tels que le plongeon et quelques espèces de canards, ont la faculté de rester un temps assez long au fond de l'eau; chez eux, cette faculté est due à ce que, sur les côtés de la trachée-artère, on trouve des poches dans lesquelles l'air est mis en dépôt; après un séjour plus ou moins long au fond de l'eau, la provision étant épuisée, nous les voyons reparaître à la surface de l'eau, sans quoi ils seraient asphyxiés.

Quelquefois ces animaux ne font que sortir leur bec de l'eau.

Dans les REPTILES, l'appareil respiratoire est déjà moins compliqué que dans les classes précédentes : il commence par une fente située derrière la langue, et dépourvue d'épiglotte ; le larynx, composé de deux cartilages seulement, est privé de cordes vocales ; la trachée-artère, quelquefois composée d'anneaux, quelquefois membraneuse, est plus ou moins longue. Les poumons ne présentent que deux sacs, qui s'étendent jusqu'à la partie postérieure du corps : l'intérieur de ces sacs est divisé par de nombreuses cloisons assez rapprochées les unes des autres, qui forment comme autant de cellules ; ces poumons sont susceptibles d'une dilatation énorme. Quand ils ne contiennent pas d'air, ils se réduisent à des masses extrêmement petites ; les parois reviennent sur elles-mêmes, se touchent. Les veines et artères pulmonaires, ramifiées dans les parois de ces cellules, mettent le sang en contact avec l'air, et en opèrent l'hématose ; cette hématose est lente et incomplète, elle ne nécessite qu'une petite quantité d'air. La partie externe de la masse d'air contenue dans cette poche seule, est en rapport avec le sang ; la partie centrale de cette masse peut rester un temps assez long sans éprouver d'altération. Aussi trouvons-nous que chez ces animaux la température du corps, toujours en rapport avec la quantité d'air absorbée, n'est que de sept à huit degrés; aussi ces animaux peuvent-ils rester un temps fort long sans respirer, condition indispensable à l'existence de ces animaux, dont les mâchoires très-mobiles permettent dans la bouche l'introduction de masses alimentaires beaucoup plus grosses que le corps lui-même, masses qui restent longtemps au passage, et compriment nécessairement les voies aériennes. De là cet état de torpeur, d'engourdissement, presque d'asphyxie, dans lequel on trouve ces animaux pendant le premier temps de la digestion, dont la durée est tellement longue, que l'on a vu la partie du bol alimentaire engagée dans les voies digestives être presque digérée, et la partie sortie de la bouche, restée en contact avec l'air, être en putréfaction.

Dans les POISSONS, l'appareil de la respiration se compose quelquefois d'un sac placé au-devant de la colonne vertébrale, tantôt unique, comme dans le brochet, tantôt bilobé, comme dans la carpe. Ce sac, appelé *vessie natatoire*, est lisse et poli à sa surface interne, c'est à peine si on retrouve dans son intérieur, l'indice des cloisons que nous avons signalées dans la classe précédente. A ce sac, on ne trouve ni larynx, ni trachée-artère; on n'est pas encore bien d'accord sur ses usages. Outre ce sac on trouve chez les poissons *des branchies*, vulgairement *les ouïes*.

Les branchies ne sont autre chose que les veines et artères pulmonaires qui, au lieu de se replier, de se contourner, comme nous l'avons remarqué dans les poumons des classes précédentes, marchent accolées l'une à l'autre, en laissant échapper de leurs côtés de petits rameaux qui se comportent à peu près comme les barbes d'une plume sur leur tige. Ces petits rameaux artériels et veineux par leur extrémité s'abouchent l'un avec l'autre, et le sang porté par l'artère pulmonaire passe dans la veine. Au point de jonction, les parois de ces vaisseaux sont tellement minces, que l'oxygène, tenu en suspension dans l'eau, se combine avec le sang et opère l'hématose; dans quelques poissons ces branchies, placées entre la tête et le tronc, sont libres, et flottent dans le liquide au milieu duquel ces animaux vivent. D'autres fois ces ouïes sont recouvertes par des valvules mobiles operculées : dans cette classe, quelques autres organes, tels que le canal intestinal, le péritoine, la tunique externe de l'intestin, semblent concourir à mettre le sang en contact avec l'air. On attribue à cette respiration intestinale l'espèce de voix que font entendre *la truite* et quelques autres poissons.

Si l'eau dans laquelle vivent les poissons est privée d'oxygène, ou n'en contient point assez, il y a *asphyxie*.

Les organes respiratoires des *animaux articulés* présentent de grandes différences selon qu'ils vivent dans l'air sec ou dans l'eau. Le plus ordinairement ces organes sont placés sur les deux côtés du corps : on les appelle *trachées*. Ces trachées ne seraient autre chose que des enfoncements du tégument externe disposés par paires, c'est-à-dire, qu'un anneau du corps en porte un de chaque côté. La partie la plus profonde de cet enfoncement se divise en petits conduits roulés en spirales, elle correspond au canal central qui renferme le sang; l'ouverture externe présente une espèce de fente que l'on appelle *stigmate;* quelquefois les bords des stigmates sont protégés par des soies crochues, quelquefois ils sont fermés par une membrane percée comme un crible, comme dans la larve du *hanneton*. L'air entre et sort par ces ouvertures; séjournant un temps plus ou moins long dans cette poche, il abandonne une petite partie de son oxygène aux globules de sang.

Certains insectes, qui vivent ordinairement dans l'air sec, ont la faculté de rester un temps assez long au fond de l'eau: cette faculté est due à ce que le corps de ces animaux est garni de poils longs qui retiennent l'air au moment où l'animal s'enfonce dans l'eau, disposition que l'on remarque dans quelques sujets de la famille des *arachnides;* d'autres fois, chez les insectes, on trouve sur les côtés de l'anus ou de la bouche de véritables sacs dans lesquels l'air est mis en dépôt.

Dans LES MOLLUSQUES, comme pour l'appareil de la digestion, l'appareil de la respiration se compose d'un sac qui reçoit l'air atmosphérique ou l'eau qui sert à l'entretien de la vie.

Dans les *animaux rayonnés*, les trachées sont

vraisemblablement toujours aquifères; elles appellent et rejettent le fluide ambiant par la même ouverture, qui sert en même temps à l'absorption aérienne et à l'absorption alimentaire.

Dans cet exposé rapide, nous avons vu que l'acte de la respiration a pour but de mettre le chyle et le sang en contact avec l'air, soit immédiatement, soit par l'intermédiaire de l'eau qui en est pénétrée.

Que l'oxygène de l'air combiné avec le sang rendait ce dernier plus rouge et plus chaud.

Que, dans les animaux placés au haut de l'échelle, un vaste mécanisme locomoteur accompagne les fonctions de la respiration ; que cet appareil est nul dans les classes inférieures.

Que l'appareil spécial de la respiration, très-compliqué dans les classes supérieures, se réduit à la plus grande simplicité dans les classes inférieures : nous l'avons vu successivement sous forme de poumons à vésicules, à cellules, de branchies, de trachées, arriver à de simples cellules à *air* ou à *eau*.

Nous avons vu que tous ces appareils n'étaient que des prolongements du tégument externe, ramifiés tantôt au dedans tantôt au dehors.

Si, maintenant que nous savons la manière dont s'opère la respiration dans les différentes classes des animaux, nous examinons comment s'opère cette fonction dans les végétaux, nous trouverons la plus grande analogie.

Comme dans les animaux, la partie nutritive des végétaux doit être mise en contact avec l'air pour devenir apte à l'entretien et au développement de la plante.

La feuille des plantes représente le poumon des animaux. En parlant de la digestion, nous avons dit que c'était dans cette feuille que la séve ascendante était déposée.

Si nous examinons attentivement la feuille d'un arbre, nous trouvons cette feuille, comme le poumon des animaux, composée d'une infinité de petites vésicules, rapprochées les unes des autres et présentant toutes une petite ouverture pour communiquer à l'extérieur. C'est dans ces petites vésicules que d'une part la séve est déposée, que d'autre part l'air atmosphérique pénètre pour se combiner avec cette séve. Là, comme le chyle dans les animaux, la séve s'empare d'une des parties constituantes de l'air, et lui cède en échange les parties impropres à l'entretien de la plante; d'où il résulte que l'air qui s'échappe de la feuille ne contient pas les mêmes éléments que l'on eût trouvés à son entrée. Ces éléments varient selon que cette feuille est soumise ou soustraite à l'action de la lumière du soleil. Soumises à l'action de la lumière, les feuilles absorbent l'acide carbonique de l'air, en retiennent le carbone et rejettent l'oxygène. Privées de l'action de la lumière, les feuilles absorbent l'oxygène de l'air et laissent échapper l'acide carbonique. Les feuilles, comme les branchies des animaux aquatiques, ont la propriété de décomposer l'eau; elles absorbent l'hydrogène dont ce liquide est composé et rejettent l'oxygène. Les parties odorantes, savoureuses, salines, gommeuses ou sucrées, qui sont pompées par les racines avec la séve, portées dans les feuilles, seront avec l'air rejetées de la plante; de là la manne, la gomme que l'on trouve sur les feuilles.

Sans être chimistes, sans nous être occupés d'histoire naturelle, nous avons sûrement remarqué souvent ce phénomène sans nous en rendre compte; nous avons tous éprouvé cet état de bien-être, ce besoin d'ouvrir largement nos poumons à l'entrée de cet air plus ou moins suave, plus ou moins odorant, qui s'échappe des feuilles après une petite pluie; nous regrettons alors de ne point avoir, comme certains animaux, de poches, de réservoirs, propres à conserver cet air. C'est que cet air est plus chargé d'oxygène. Tout le monde sait, au contraire, l'état de malaise et de fatigue qui se fait sentir si, pendant la nuit, on reste longtemps sous des arbres très-chargés de feuilles : il n'est pas même prudent de s'y endormir. Je laisse aux poëtes le soin de nous chanter les charmes de ces promenades et de nous en signaler les inconvénients.

Dans la prochaine séance, Messieurs, je vous dirai comment le chyle et le sang sont portés dans les poumons, je vous parlerai de la circulation.

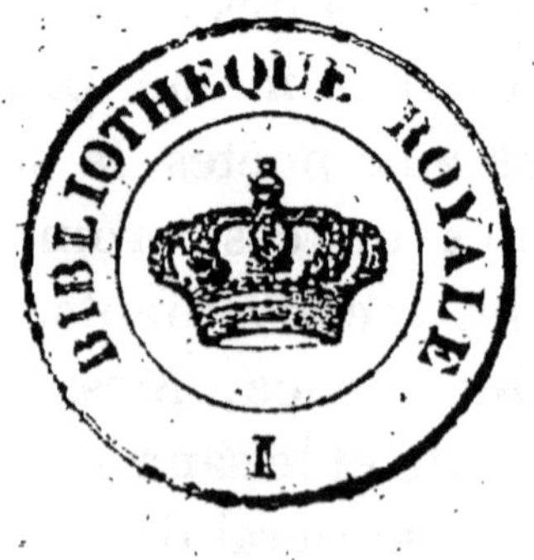

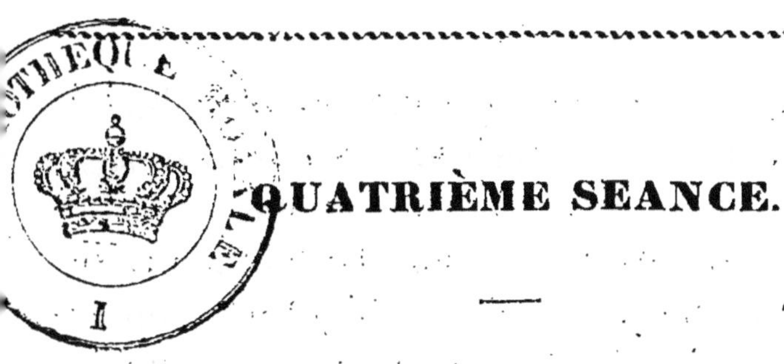

QUATRIÈME SEANCE.

Dans mes précédentes séances, je vous ai dit comment le chyle, produit de la digestion, était porté dans la veine sous-clavière gauche, et comment ce chyle, mêlé avec le sang, mis en contact avec l'air dans le poumon, devenait du véritable sang. Maintenant je dois vous dire comment ce sang, poussé par le cœur, arrive dans toutes les parties du corps et y entretient la vie, et comment une partie de ce sang est dépensée par les émanations qui s'échappent continuellement de notre corps sous le nom de sécrétions.

Le cœur est cet organe placé au milieu de la cavité thorachique, entre les deux poumons, au-dessus du diaphragme sur lequel il est obliquement couché, au-devant de la colonne vertébrale et derrière le sternum ; il représente un cône dont la base est tournée en haut et en arrière; le sommet est en bas et en avant; la pointe correspond au-dessous du sein gauche; sa texture est extrêmement compliquée. En vous parlant de la texture de l'estomac, je vous montrai des fibres musculaires formant des espèces d'anneaux, qui se dirigeaient tantôt transversalement, tantôt d'une extrémité à l'autre, tantôt plus ou moins obliquement, et s'appliquant les unes sur les autres, formaient, par leur réunion, une véritable poche; je vous montrai que dans l'estomac des oiseaux (*granivores*), ces fibres avaient un développement considérable et une force telle, que les graines les plus dures, par la contraction de ces fibres, étaient broyées, comme elles auraient pu l'être par l'action des mâchoires.

La texture du cœur présente, à quelque chose près, la même disposition des fibres musculaires, disposées en anneaux, et se dirigeant ou de la base vers la pointe, ou transversalement, ou plus ou moins obliquement. Ces fibres, très-nombreuses, très-multipliées, appliquées les unes sur les autres, forment une couche très-épaisse, douée d'une force contractile considérable. Dans l'estomac, ces fibres ne forment qu'une seule poche; dans le cœur, au contraire, ces fibres, diversement contournées, forment, dans l'intérieur de cet organe, des cloisons qui le divisent en cavités.

On donne le nom d'oreillettes aux deux cavités placées à la partie la plus élevée du cœur, et de ventricules aux deux cavités inférieures; les oreillettes reçoivent les veines, les ventricules donnent naissance aux artères.

Pour rendre l'explication du cœur plus facile, je l'ai séparé en deux moitiés, que l'on peut appeler cœur droit et cœur gauche. Ces deux moitiés, quoique intimement unies dans les animaux des classes supérieures, ne communiquent point ensemble; sur chaque moitié nous trouvons une oreillette et un ventricule. Si nous pénétrons dans l'intérieur de ces cavités, nous remarquons que l'oreillette communique avec le ventricule par une ouverture assez large, et qu'au pourtour de cette ouverture, existe une espèce de cloison mobile, fixée aux parois du cœur par des prolongements tendineux, et disposée de telle manière que le sang peut facilement passer de l'oreillette dans le ventricule, mais ne peut refluer du ventricule dans l'oreillette. Cette valvule a reçu dans la cavité droite le nom de *tricuspide*, parce qu'elle présente trois divisions, et celui de *mitrale* dans la cavité gauche, parce que là elle n'en présente que deux, ce qui l'a fait comparer à la mitre d'un évêque.

L'intérieur du cœur présente des colonnes charnues très-variables dans leur forme, dans leur direction, plus saillantes et plus volumineuses dans le ventricule gauche que dans les autres cavités. Par leur contraction et leur relâchement, ces fibres opèrent la dilatation ou le resserrement des oreillettes et des ventricules.

Chaque cavité du cœur a deux mouvements, l'un de contraction appelé *systole*, et l'autre de dilatation appelé *diastole*. Les oreillettes et les ventricules n'éprouvent pas ces mouvements en même temps : lorsque les unes se contractent, les autres se dilatent.

Le cœur est renfermé dans une espèce de poche membraneuse, dure, fibreuse, appelée *péricarde ;* cette poche semble se continuer sur les vaisseaux qui partent du cœur ou s'y rendent. Par son extrémité inférieure le péricarde adhère au diaphragme. C'est dans cette poche que le cœur se meut, et son mouvement est le même que celui de tous les organes susceptibles de se mouvoir dans une cavité. Entre le cœur et le péricarde, on trouve une membrane séreuse, semblable à celle que nous avons trouvée entre les poumons et les côtes (*la plèvre*), ou entre les intestins et les parois du ventre (*le péritoine*). La face interne de cette poche est lubréfiée par une sérosité continuellement sécrétée et absorbée par des vaisseaux lymphatiques encore peu connus; si l'absorption n'est point assez rapide, il y a accumulation du liquide (*ou hydropéricarde*).

On appelle *veines* les vaisseaux qui se rendent au cœur, et *artères* les vaisseaux qui en partent. La différence de texture entre les veines et les artères est peu considérable. Dans les veines, on trouve une tunique externe celluleuse, et une tunique interne, lisse et brillante, qui est en contact avec le sang; cette tunique n'a point reçu de nom particulier. Dans les artères, entre les tuniques interne et externe, exactement semblables à celles des veines, on trouve une troisième tunique d'un tissu épais, résistant, assez élastique pour s'opposer à ce que les parois de ces vaisseaux, après avoir été déprimées, restent appliquées les unes contre les autres. Si on coupe en travers une artère et une veine, les parois de la veine coupée s'appliqueront l'une contre l'autre, l'ouverture de l'artère restera béante. Dans les veines, la membrane interne forme de nombreux replis que l'on appelle *valvules;* ces replis sont disposés de manière à s'opposer au reflux du sang. C'est dans les veines qui servent à porter le sang de bas en haut qu'elles sont plus nombreuses; dans les veines qui apportent le sang de haut en bas, comme les veines de la tête, ces valvules sont peu apparentes ou nulles.

Dans les artères, on ne trouve point de ces valvules; seulement à l'union du cœur avec les deux principaux troncs artériels, on trouve, au pourtour de chaque ouverture, trois valvules que l'on appelle *sygmoïdes*, disposées de telle manière que le sang, allant du ventricule dans l'artère, peut facilement franchir cette ouverture; mais si le sang tend à refluer des artères dans le ventricule, les bords de ces valvules se rapprochent et ferment toute communication.

Ces vaisseaux ont reçu différents noms. On appelle *artère pulmonaire* le gros tronc artériel qui s'échappe du ventricule droit pour se porter aux poumons. Cette artère, après un assez court trajet, se divise en deux grosses branches qui se dirigent vers chaque poumon; arrivées dans le poumon, ces branches se divisent et se subdivisent en un nombre considérable de rameaux, de ramuscules, qui, parvenus à leur dernier degré de division, se terminent dans les vésicules pulmonaires.

On appelle veines pulmonaires les petits vaisseaux qui, naissant de ces vésicules par des rameaux d'abord extrêmement ténus, puis se réunissant à des rameaux plus gros, forment pour chaque poumon deux grosses veines pulmonaires qui se rendent dans l'oreillette droite. Dans l'intérieur du poumon, ces veines, ces artères, se comportent à peu près de la même manière que les bronches, et forment des divisions tellement multipliées, que l'on pourrait croire que cet organe n'est composé que de vaisseaux. L'ensemble de ces veines et artères pulmonaires constitue ce que l'on appelle la *petite circulation*.

La grande circulation comprend toutes les divisions de l'artère aorte, et les veines qui en rapportent le sang. On appelle *aorte* le gros tronc artériel qui s'échappe du ventricule gauche. Immédiatement après sa naissance, cette artère se réfléchit, gagne le côté gauche de la colonne vertébrale, descend au-devant des vertèbres dorsales et lombaires, et, arrivée au-devant de la quatrième vertèbre lombaire, se divise en deux grosses branches appelées iliaques communes. On donne le nom de *crosse de l'aorte* à la courbure qu'elle présente à sa sortie du cœur, d'*aorte thorachique*, d'*aorte abdominale* aux portions comprises dans l'une et l'autre cavité.

Aussitôt après sa naissance, l'artère aorte fournit deux branches (*artères coronaires*) qui se distribuent aux parois du cœur. De sa courbure partent trois gros troncs (*artère brachio-céphalique, artère carotide primitive gauche, artère sous-clavière*) qui vont se distribuer à la tête. L'ensemble de ces trois branches porte le nom d'*aorte ascendante*.

L'artère carotide primitive se divise en	Carotide interne.	Artère	Ophthalmique.
		Cérébrale ant.	du plexus choroïde.
			Calleuse.
			Sylvienne.
	Carotide externe.	Artère	Thyroïdienne supér.
			Pharyngienne infér.
			Linguale.
			Maxillaire externe.
			Occipitale.
			Auriculaire postér.
			Maxillaire interne.
			Transverse de la face.
			Temporale superf.

Artère sous-clavière.	Artère	Vertébrale.
		Mammaire interne.
		Thyroïdienne infér.
		Cervicale transverse.
		Scapulaire supérieure.
		Intercostale sup.
		Cervicale profonde.

Après avoir franchi la clavicule, l'artère sous-clavière prend le nom

d'Axillaire.	Artère	Acromio-thorachique. Thorachique externe. Scapulaire commune. Circonflexe antér. Circonflexe postér.

L'artère axillaire, arrivée au bas de l'aisselle, prend le nom

d'Artère brachiale; elle fournit	l'Artère Brachiale profonde qui se divise en rameaux pour les muscles et l'os du bras, et la Collatérale interne.	Br. int. Br. ext.

Arrivée au pli du bras, l'artère brachiale se divise en *artère radiale* et en *artère cubitale*.

L'artère radiale fournit	les artères	La récurrente rad. ant. La dorsale du carpe. L'arcade palmaire pr.
L'artère cubitale,		Récurrente cubitale. Inter-osseuse antér. Inter-osseuse postér. L'arcade palmaire superficielle.

Dans la cavité de la poitrine, l'artère aorte fournit une branche aux neuf ou dix derniers espaces intercostaux. Les deux ou trois premiers reçoivent leurs artères de la sous-clavière.

Dans la cavité abdominale, l'aorte fournit, au niveau de chaque vertèbre, des rameaux qui se distribuent aux parois abdominales, et, pour chaque organe renfermé dans cette cavité, elle fournit des branches très-volumineuses qui se distribuent au diaphragme, au foie, à la rate, à l'estomac, à l'intestin, à l'épiploon, au pancréas, aux reins, à la vessie, au rectum, sous les noms d'artères diaphragmatique, hépatique, splénique, coronaire, stomachique, mésentériques supérieure, inférieure, épiploïque, pancréatique, rénale, vésicale, rectale, etc.

Arrivée au bassin, l'artère aorte se divise en deux grosses branches appelées iliaques primitives, qui se distribuent de chaque côté au bassin, à la cuisse, à la jambe, en prenant les noms de

iliaque primitive,
iliaque interne,
iliaque externe,
artère crurale,
poplitée,
tibiale,
péronière,
pédieuse,
plantaire, selon les régions dans lesquelles elles se trouvent.

Chacune de ces artères se divise et se subdivise

- L'iliaque primitive
  - en interne ou hypogastrique.
    - Iléolombaire.
    - Sacrée latérale.
    - Fessière.
    - Obturatrice.
    - Hémorroïdale moy.
    - Ombilicale.
    - Utérine.
    - Vaginale.
    - Vésicale.
    - Ischiatique.
    - Honteuse interne.
  - externe.
    - Épigastrique.
    - Iliaque antérieure.

- La crurale.
  - en artère
    - Tégumenteuse du bas ventre.
    - Honteuses externes.
    - Musculaire profonde.
    - Circonflexe antér.
    - Circonflexe postér.
    - Musculaire superfic.

- La poplitée.
  - Artère articulaire supér. interne.
  - » » » externe.
  - Artère articulaire infér. interne.
  - » » » externe.
  - Artère articulaire moyenne.
  - Artères jumelles.

- La tibiale antérieure, la postérieure, la péronière.
  - se distribuent à la jambe et au pied.

Toutes ces artères se divisent et se subdivisent dans tous les tissus, même dans les os, en un nombre considérable de rameaux tellement ténus et entrelacés, que l'œil, armé d'une forte loupe, ne peut les suivre, et tellement rapprochés les uns des autres qu'il n'est pas possible d'enfoncer dans nos tissus une aiguille, quelque acérée qu'on la suppose, sans blesser une de ces divisions; de là, l'effusion de sang à la moindre piqûre.

De ces dernières ramifications artérielles naissent les radicules veineuses, d'abord très-petites, qui se réunissent pour former des ramuscules, des rameaux, des troncs, dont les uns accompagnent les artères et se comportent exactement de la même manière, tandis que les autres, plus superficielles, forment des troncs isolés qui ont reçu des noms particuliers. Ainsi, pour les veines du cerveau, les radicules veineuses se réunissent et versent le sang dans des cavités que l'on appelle sinus; ces sinus le versent dans les veines du cou qui accompagnent les artères carotides. Outre ces veines profondes du cou que l'on appelle *jugulaires internes*, on trouve au-dessous de la peau de grosses veines qui ne sont point accompagnées par des artères : on les nomme *jugulaires externes*. Au bras, on trouve deux principaux troncs veineux : on les désigne sous le nom de *veine céphalique*, qui est placée en dehors du bras, et de *basilique*, qui est placée au côté interne : c'est sur ces veines que l'on pratique la saignée.

Au membre inférieur, un gros tronc se remarque derrière la jambe : c'est la veine saphène externe; un autre tronc plus considérable est placé au côté interne de la cuisse et de la jambe : on l'appelle veine saphène interne. Ces principaux troncs superficiels reçoivent un nombre considérable de rameaux qui rampent sous la peau, et forment une espèce de cage dans laquelle le membre est comme renfermé. Toutes ces veines superficielles ont de fréquentes communications avec les veines profondes. Outre ces veines superficielles, qui semblent doubler le nombre des veines comparativement à celui des artères, on trouve les artères de second ordre, presque toujours accompagnées par deux veines.

Ces veines, ces artères, n'ont pas toujours entre elles les mêmes rapports; tantôt la veine est placée en dehors de l'artère, tantôt en dedans; mais on trouve presque toujours la veine placée de manière à garantir les artères des lésions extérieures, comme si une volonté eût présidé à l'arrangement de ces parties, et eût voulu mettre à l'abri les artères, dont les lésions sont toujours plus dangereuses. Toutes ces veines se réunissant les unes aux autres, forment deux gros troncs, dont l'un inférieur, formé par toutes les veines qui reviennent des membres inférieurs et de la partie inférieure du tronc, remonte à côté de l'aorte, au-devant de la colonne vertébrale, et s'ouvre dans l'oreillette droite : c'est *la veine cave inférieure ;* l'autre supérieur, formé par toutes les veines qui reviennent de la tête et des membres supérieurs, et qui s'ouvre également dans l'oreillette droite, est appelé *veine cave supérieure.*

Il semblerait, d'après cet exposé, que tout le sang rapporté par les veines de toutes les parties du corps serait versé immédiatement dans l'oreillette droite : il n'y a d'exception à cette règle générale que pour les viscères qui servent à la digestion. Le sang est rapporté de ces viscères par des veines qui dans leurs divisions se comportent exactement comme les artères; mais au lieu de s'ouvrir immédiatement dans la veine cave inférieure, toutes ces veines qui reviennent de l'estomac, des intestins, de la rate, se réunissent vers la région inférieure du foie, et forment un tronc que l'on appelle *tronc de la veine porte.* Ce tronc de la veine porte, après un trajet de deux pouces environ, se divise à la manière des artères, se ramifie à l'infini dans l'épaisseur du foie, et, dans ses dernières divisions, s'abouche avec les veines propres du foie. Il résulte de cette disposition, que dans la texture du foie on trouve deux ordres de veines : des veines qui portent du sang, et des veines qui en rapportent.

Les veines intercostales présentent une particularité remarquable : au lieu de s'ouvrir immédiatement sur les côtés de la veine cave inférieure, à la hauteur de chaque espace intercostal, comme on le voit pour les artères, dans l'aorte, les veines intercostales se réunissent les unes aux autres au moyen d'un tronc particulier placé au côté droit de la colonne vertébrale. Ce tronc a reçu le nom de *veine azygos;* il s'ouvre dans la veine cave supérieure, tout près de l'oreillette.

Avant de suivre le trajet du sang dans les vaisseaux, je vous parlerai de la nature de ce liquide, des différences qu'il peut présenter, selon l'âge, la constitution, les maladies, et les différentes classes d'animaux.

Le sang est un liquide d'un rouge plus ou moins foncé, suivant qu'on l'examine, retiré des veines ou des artères; il est d'un rouge vif dans les individus pleins d'énergie et de vigueur, moins coloré chez les hydropiques, et dans tous les cas où la constitution est plus affaiblie. Cette couleur est due à la présence d'un nombre prodigieux de molécules globulaires qui roulent et nagent dans un véhicule aqueux et très-fluide.

Beaucoup d'essais ont été faits pour évaluer la quantité de sang que renferme le corps de l'homme; tous ces essais se contredisent les uns les autres, et présentent des évaluations si différentes, qu'il n'est possible de rien préciser. Selon quelques expérimentateurs, la masse du sang serait de sept à huit livres; d'autres la portent à cinquante, soixante, et même quatre-vingts livres: il paraît assez raisonnable de croire que ce poids serait de vingt-cinq à trente livres chez l'homme adulte.

Examiné au microscope, le sang paraît composé de globules d'autant plus multipliés que la respiration est plus active; la forme, la couleur de ces globules sont différentes, selon la classe à laquelle appartient l'animal. Des recherches toutes récentes laissent croire que l'on arrivera, à l'aide du microscope, à reconnaître dans une tache de sang l'animal auquel ce sang a appartenu ; mais les observateurs ne sont point encore assez d'accord sur la forme de ces globules pour que nous puissions fixer notre opinion.

D'une couleur très-foncée chez les oiseaux, ces globules le sont de moins en moins dans les mammifères, dans les reptiles, les poissons; dans les insectes, ces globules sont jaunâtres, à peine colorés.

Si, après avoir extrait du sang d'un animal, on le laisse en repos, un caillot épais se dépose au fond du vase, et un liquide jaunâtre vient à la surface; ce dernier est le *serum*, plus ou moins abondant, selon la richesse du sang. Le *caillot*, soumis à un lavage, laisse échapper la matière colorante, que l'on appelle *cruor*, et donne pour résidu une matière blanche, filamenteuse, appelée *fibrine*; cette fibrine ressemble beaucoup à de la chair que l'on aurait soumise à un lavage. Quelques anatomistes, frappés de cette ressemblance, ont donné au sang le nom de chair liquide.

Le sang se concrète ordinairement après la mort, excepté dans quelques cas particuliers; on a remarqué que sur les sujets frappés par la foudre, ou qui ont succombé à l'asphyxie, au choléra, le sang reste fluide.

Soumis à l'analyse chimique, le sang présente de l'albumine, une matière grasse, semblable à celle du cerveau, une huile phosphorée blanche, de l'osmazome, et enfin des sels d'hydrochlorate de soude et de potasse, des phosphates de chaux, de magnésie, etc. Cette composition du sang doit nécessairement offrir de grandes différences, selon les sujets et le genre de nourriture.

Maintenant que nous avons étudié l'appareil de la circulation et la nature du sang, il me reste à vous dire comment se fait la circulation.

Nous avons déjà dit que du sang réparti dans toutes les parties de notre corps y était absorbé par les radicules des veines; que ces veines, d'abord très-petites, se réunissant, formaient deux troncs, l'un supérieur, que l'on appelle veine cave supérieure, et l'autre inférieur, appelé veine cave inférieure; enfin que ces deux veines caves s'ouvraient dans l'oreillette droite.

Le sang, rapporté de toutes les parties du corps par ces deux veines, est versé dans cette oreillette; lorsqu'elle est suffisamment remplie, les fibres musculaires qui composent ses parois, se contractent; une partie du sang tend à refluer dans les veines, mais la plus grande quantité passe dans le ventricule droit. Ce ventricule rempli se contracte, et pousse le sang dans l'*artère pulmonaire*, sans qu'il puisse refluer dans l'oreillette, parce qu'il en est empêché par la *valvule tricuspide;* le ventricule droit, devenu vide, se dilate pour recevoir une nouvelle colonne de sang. Le sang déposé dans l'artère pulmonaire devrait alors redescendre dans le ventricule, mais il en est empêché par la disposition des valvules sygmoïdes. Chaque contraction du ventricule poussant dans l'artère pulmonaire une nouvelle colonne de sang, ces colonnes, pressées les unes contre les autres, parcourent les nombreuses ramifications des artères pulmonaires, et arrivent dans les dernières divisions, que nous supposons s'ouvrir dans les vésicules pulmonaires. Là, le sang, mis en contact avec l'air, se débarrasse de l'acide carbonique qui lui donnait une teinte bleuâtre, et s'empare de l'oxygène de l'air; de bleu qu'il était, le sang devient rouge, et alors il est repris par les radicules des veines pulmonaires qui s'implantent dans les vésicules; de ces radicules le sang passe dans les rameaux, dans les branches, arrive dans les deux gros troncs veineux qui sortent de chaque poumon, et par eux est versé dans l'oreillette gauche du cœur. Parvenu dans cette cavité, le sang passe dans le ventricule gauche, qui se contracte et le pousse dans l'artère aorte. Le sang tend à refluer dans l'oreillette; mais là, comme dans le ventricule droit, il en est empêché par la disposition de la *valvule mitrale*. Débarrassé du sang qu'il contenait, le ventricule se dilate pour en recevoir une nouvelle colonne; le sang poussé dans l'artère aorte, située à la partie la plus élevée du ventricule, tend à redescendre dans cette cavité; mais là encore, comme dans le ventricule droit, les valvules sygmoïdes s'y opposent. Chaque pulsation du ventricule gauche oblige donc une nouvelle colonne sanguine à passer dans l'artère aorte, et de proche en proche à cheminer dans ses nombreuses ramifications, jusqu'à ce qu'elle arrive aux dernières divisions, où le sang est repris par les radicules des veines pour être rapporté dans l'oreillette droite. En appliquant le doigt sur le trajet d'une artère, on sent les déplacements successifs de colonnes de sang que, par sa contraction, le ventricule gauche pousse alternativement dans l'aorte, et l'on peut ainsi apprécier la régularité ou l'irrégularité des mouvements du cœur; c'est ce qu'on appelle battements. Ces battements ont lieu de soixante à soixante-dix fois par minute; ils sont plus fréquents chez les jeunes sujets et dans les cas de maladie.

Quelle peut être la cause qui provoque les cavités du cœur à se contracter? Cette cause n'est point connue. On l'attribue à une irritation produite par la présence du sang contre les parois du cœur.

Si nous examinons comparativement les parois des cavités du cœur, nous verrons que leur plus ou moins d'épaisseur est en raison de l'effort que cette cavité doit exercer pour faire parvenir le sang à sa destination; que les parois des oreillettes sont moins développées que celles des ventricules; et les parois du ventricule droit moins développées que celles du ventricule gauche.

Par l'action du cœur nous comprenons facilement que le sang puisse parcourir les artères et arriver jusqu'à leurs dernières divisions; mais que le sang de ces dernières divisions remonte jusqu'au cœur, voilà ce que l'on ne peut expliquer d'une manière bien satisfaisante. Quelle est la puissance qui oblige le sang à remonter contre son propre poids? Serait-ce l'influence du cœur qui, à une si grande distance, agirait encore sur les globules du sang, ou serait-ce, comme le pensent Bichat et plusieurs physiologistes, l'élasticité des vaisseaux capillaires, qui, là, rempliraient les fonctions du cœur? Cette question est encore loin d'être résolue. L'action de la peau, le mouvement des organes, et surtout la disposition des valvules, doivent considérablement aider la circulation veineuse; les valvules sont de véritables soupapes qui s'opposent au retour du sang vers les radicules veineuses, et qui remplissent d'autant mieux cet office, qu'elles sont plus larges, c'est-à-dire, plus favorablement disposées pour fermer entièrement la cavité de la veine.

On appelle *anévrisme* la dilatation des parois des artères ou du cœur; on appelle *varice* la dilatation des veines. Les anévrismes peuvent exister sur toutes les parties du corps, puisque partout il y a des artères, même dans les vaisseaux capillaires; dans ce dernier cas, plusieurs artérioles sont malades à la fois, et forment des tumeurs érectiles. Le plus ordinairement les anévrismes se remarquent sur le trajet des grosses artères, ou quelquefois sur une des quatre cavités du cœur.

Les varices se remarquent plus particulièrement sur les veines des membres inférieurs; elles sont déterminées par tout obstacle qui s'oppose au reflux du sang. La dilatation des veines du rectum constitue les hémorroïdes.

Il semblerait, d'après la description que je viens de faire de la circulation, qu'un appareil aussi compliqué fût partout indispensable pour que cette importante fonction pût avoir lieu.

Nous trouverons cependant de nombreuses exceptions dans la série animale, et même dans la classe des mammifères. Ainsi les poumons du fœtus dans le sein de la mère, n'étant point encore accessibles à l'air, ne reçoivent point le sang de l'oreillette droite; à cette époque de la vie, la cloison qui sépare l'oreillette droite de l'oreillette gauche est percée d'un trou appelé *trou de Botal;* par cette ouverture le sang arrive immédiatement de l'oreillette droite dans l'oreillette gauche, pénètre dans le ventricule gauche, d'où il est poussé dans l'artère aorte qui le distribue à toutes les parties du corps. Immédiatement après la naissance, aussitôt que l'enfant a respiré, le trou de Botal s'oblitère, et la circulation se fait comme dans l'adulte.

Il arrive quelquefois que l'oblitération de cette ouverture ne se fait qu'incomplétement : alors il y a mélange du sang veineux et du sang artériel;

toutes les parties du corps recevant du sang mélangé, présentent une teinte bleuâtre, ce qui a fait donner à ce vice de conformation le nom de maladie *bleue*. Les sujets qui en sont atteints sont remarquables par leur lenteur, leur peu d'activité, le peu de chaleur de toutes les parties du corps. J'ai connu une jeune fille qui présentait ce phénomène, et qui a vécu jusqu'à dix-huit ans. On conçoit que la vie se prolongera d'autant plus longtemps, que l'ouverture par laquelle se fait le mélange du sang sera plus étroite.

Les *amphibies* sans branchies, qui ont la faculté de rester au fond de l'eau un temps assez long, et par conséquent privés d'air, présentent à peu près la même disposition que le fœtus; dans la cloison qui sépare les oreillettes ou les ventricules, on trouve une ouverture qui permet au sang de passer du cœur droit au cœur gauche sans traverser le poumon; mais, dans ce cas, le sang n'étant point revivifié, l'asphyxie aurait lieu si cet état d'isolement devait se prolonger.

Dans les oiseaux la circulation se fait exactement comme dans les mammifères; les poumons étant plus étendus, cèdent au sang une plus grande quantité d'oxygène: de là l'augmentation de température dans cette classe d'animaux.

Dans les reptiles la cloison qui sépare les ventricules est incomplète, et chez quelques espèces elle manque complétement. Dans ces dernières, il n'y a qu'un seul ventricule qui donne naissance en même temps à l'artère pulmonaire et à l'artère aorte. Le sang, apporté de toutes les parties du corps dans l'oreillette, passe dans le ventricule, est poussé dans l'artère pulmonaire, arrive dans les poumons très-imparfaits de ces animaux, où il n'absorbe qu'une petite quantité d'oxygène; rapporté par les veines pulmonaires dans l'oreillette gauche, il est versé dans le ventricule unique, où il se mêle avec le sang non respiré; après quoi il est poussé en partie dans le système aortique, et distribué par lui au corps. D'après cette disposition du ventricule, on comprend que la circulation peut se faire sans passer par le poumon, que la respiration reste suspendue pendant un temps quelquefois assez long, comme cela arrive lorsque ces animaux obstruent le passage de l'air par la présence d'un énorme bol alimentaire. Le peu d'oxygénation du sang explique pourquoi la température du corps de ces animaux n'est que de sept à huit degrés.

Dans les poissons, l'appareil circulatoire se compose d'une seule oreillette, d'un seul ventricule; le sang rapporté de toutes les parties du corps est versé dans l'oreillette par plusieurs veines, passe dans le ventricule, et, par ce ventricule, est poussé dans l'artère unique qui offre une dilatation à sa base, et d'où partent des vaisseaux qui vont aux branchies; les veines branchiales rapportent le sang dans la dilatation que présente le commencement de l'artère, et par l'impulsion communiquée au sang par le ventricule unique, du sang *mélangé* pénètre dans les artères, d'où il est distribué à toutes les parties du corps.

Dans les mollusques, l'appareil circulatoire peut encore être distingué en section veineuse et section artérielle. Dans les poissons, nous avons trouvé une seule oreillette et un seul ventricule, recevant seulement du sang veineux; dans les mollusques, également, nous trouvons une oreillette et un ventricule, mais ces cavités ne reçoivent que du sang artériel. L'oreillette est séparée du ventricule par un pédicule plus ou moins allongé, dépourvu de valvules.

Les veines qui reviennent de tout le corps se réunissent en un ou deux troncs, selon que l'appareil respiratoire est simple ou double. Ces troncs se convertissent immédiatement en artères branchiales; des dernières divisions de ces artères naissent les veines branchiales dont la réunion forme un tronc qui verse le sang artériel dans l'oreillette; de l'oreillette le sang passe dans le ventricule qui le pousse par un ou deux troncs artériels dans toutes les parties du corps. L'absence de valvule mitrale permet à une partie du sang de refluer du ventricule dans l'oreillette.

Dans les *animaux articulés*, l'appareil de la circulation se compose de deux, et quelquefois d'un seul canal sanguin, plus large à sa partie moyenne qu'à ses extrémités, d'où partent des vaisseaux. Ce canal, placé dans la partie la plus volumineuse de l'animal, au-dessus des intestins, présente un renflement dont la position varie, et qui serait le cœur; par sa contraction, ce cœur ferait éprouver au sang plutôt un mouvement oscillatoire qu'une véritable circulation. Les trachées, dont le corps de l'insecte est parsemé, mettent l'air en contact avec le sang; ou encore le sang, poussé dans les vaisseaux, à la périphérie du corps, est mis en contact avec l'air, et rapporté au canal central tout oxygéné; dans ce cas les ailes remplissent les fonctions de branchies.

Dans les rayonnés, les infusoires, les éponges, la circulation se réduit à un simple mouvement oscillatoire d'un conduit dans lequel entre et d'où sort le liquide qui entretient la nutrition. Si je me suis bien expliqué, vous aurez compris que dans l'homme et les classes élevées, le sang, pour passer du cœur droit au cœur gauche, est obligé de traverser le poumon, et que, pour passer du cœur gauche au cœur droit, il doit parcourir toutes les parties du corps; que dans le poumon, le sang se débarrasse de l'acide carbonique et se charge d'oxygène, tandis que dans les différentes parties du corps le sang se débarrasse de son oxygène et se charge d'acide carbonique.

Non-seulement arrivé dans les dernières divisions des artères, et au moment d'être saisi par les radicules des veines, le sang change de couleur, mais une certaine quantité de sang change de condition et se métamorphose en un liquide particulier que l'on appelle sécrétion; il y aurait donc à l'union des artères avec les veines quelque chose que nous ne connaissons pas, un véritable laboratoire de chimie. Ce quelque chose est supposé être une petite granulation à laquelle nous donnons le nom de crypte. Pour vous donner une idée de la disposition de ces cryptes, il me paraît nécessaire de rappeler ce que je vous en ai dit à l'occasion des membranes muqueuses qui tapissent les voies aériennes et digestives.

En vous parlant du tube intestinal et du tube aérien, je vous ai dit que le tégument qui tapisse toute la surface du corps se repliait par la bouche, par les fosses nasales, et pénétrait comme un doigt de gant dans ces cavités, dont il formait la tunique interne; qu'arrivé dans ces cavités, ce tégument fournissait des prolongements qui tapissaient toutes les anfractuosités, tous les appendices que ces conduits pouvaient présenter; dans le poumon, j'ai tâché de vous faire comprendre que c'étaient des prolongements de cette peau externe, qui formaient les petits culs-de-sac que nous avons appelés vésicules pulmonaires; que dans le tube intestinal, cette membrane se repliait, s'enfonçait dans les prolongements ou appendices que présente ce conduit. Dans ma démonstration, je me suis attaché à vous donner l'idée d'un énorme sac ou vessie formé par un prolongement de la peau, que l'on enfoncerait dans une cavité dont le tissu serait assez élastique pour prendre toutes les formes que l'on voudrait lui donner, de telle sorte que s'il nous était possible de retirer cette membrane muqueuse, c'est-à-dire ce prolongement de la peau qui tapisse le tube aérien ou le tube intestinal, nous aurions un énorme sac dont la surface égalerait peut-être celle de tout le corps, estimée à 16 pieds carrés. Ce sac, ainsi retiré, se confondrait à la bouche avec la peau de tout le reste du corps, et représenterait là un étranglement qui donnerait à l'ensemble de ce tégument la forme d'une véritable besace ou vessie bilobée dont une des poches serait vide, et l'autre remplie par la machine animale.

Je vous ai dit aussi que cette peau rentrée, privée du contact de l'air, ne présentait de différence avec la peau externe que par l'amincissement ou la disparition de son épiderme, par sa plus grande laxité, par l'absence de la matière colorante, par le plus grand développement de ses vaisseaux, et surtout de son système crypteux.

Cette théorie, qui n'est point encore généralement adoptée par tous les physiologistes, est confirmée par l'anatomie comparée, par quelques cas d'anatomie pathologique, tels qu'un renversement d'une portion d'intestin, des lèvres, de la peau, etc., dans lesquels on voit alternativement la membrane muqueuse prendre tous les caractères de la peau, ou la peau prendre tous les caractères de la membrane muqueuse. Ces exemples ne sont pas rares, et ne me paraissent laisser aucun doute sur cette assertion, *que les membranes muqueuses ne sont qu'un prolongement de la peau.*

Ce point admis, il me sera facile de vous donner une idée générale de la manière dont s'opèrent les sécrétions, et nous verrons que partout elles se font de la même manière, toujours aux dépens de la masse du sang.

Sécrétions cutanées. — Dans la peau qui recouvre tout le corps, se trouvent des myriades de cryptes plus ou moins rapprochés les uns des autres; ces cryptes nous apparaissent sous forme de globules tellement petits, que l'œil peut à peine les apercevoir; l'organisation de ces cryptes nous est encore inconnue. Chacun d'eux présente une ouverture qui s'ouvre en dehors de la peau: cette ouverture peut être commune à plusieurs à la fois.

C'est dans ces cryptes que les dernières divisions des artères déposent le sang oxygéné; une radicule veineuse reprend ce sang, mais il a changé de condition. Le sang versé par l'artère contenait de l'oxygène, le sang repris par la veine contient de l'acide carbonique. Non-seulement ce crypte a la propriété de changer la composition chimique du sang, mais encore d'en extraire un liquide qui se répand à la surface de la peau, sous forme de gouttelettes; ce liquide forme ce que l'on appelle *transpiration insensible* ou cutanée. Pour se convaincre de la présence de cette transpiration, il suffit d'examiner la peau avec une loupe, ou d'approcher la peau d'une glace, d'un corps poli; on voit bientôt ce corps se couvrir de gouttelettes. Quelques personnes, dans l'intention d'augmenter cette transpiration, soit à la tête, soit aux pieds, renferment ces parties dans un sac de toile cirée; la transpiration ne pouvant se volatiliser est condensée sur les parois du sac, se refroidit, et forme un bain d'eau froide. Loin d'ajouter à la sécrétion cutanée, cette pratique au contraire la diminue.

Des expériences faites pour évaluer ce qu'un homme adulte peut perdre par la transpiration cutanée, ont démontré que cette perte pouvait s'élever jusqu'à quatre livres en vingt-quatre heures.

Si nous avons été soumis à une déperdition abondante de sécrétion cutanée, nous éprouvons un phénomène en tout semblable à celui que produirait une abondante soustraction de sang; phénomène qui ne cesse que quand nous avons remplacé cette perte par une bonne digestion.

Soumise à l'analyse chimique, la sécrétion cutanée est composée de beaucoup d'eau, d'une petite quantité d'acide acétique, de muriate de soude, et de potasse, de très-peu de phosphate terreux, d'un peu de fer. On y trouve à peu près les mêmes éléments que dans la composition du sang.

Cette sécrétion ne présente pas partout les mêmes conditions: au cuir chevelu elle se dessèche et forme ces pellicules grasses et micacées qui se mêlent avec les cheveux; dans le conduit auditif, elle se concrète et forme le cérumen.

Sécrétion pulmonaire — Maintenant que nous connaissons la transpiration cutanée, il nous est facile de comprendre la transpiration pulmonaire: du sang artériel est porté dans les cryptes du tégument qui tapisse les voies aériennes; il est repris à l'état veineux par les radicules des veines; mais une certaine quantité de sang est changée en transpiration pulmonaire, versée à la surface de la membrane muqueuse, et entraînée par l'air qui sort de nos poumons.

Il suffit d'approcher la bouche d'une glace pour acquérir la certitude que l'air qui sort de nos poumons est humide. On évalue à quatre livres par jour cette sécrétion pulmonaire: soumise à l'analyse chimique, elle ressemble beaucoup à la sécrétion cutanée.

Ces sécrétions sont remplacées l'une par l'autre. Tout le monde sait que si, en pleine transpiration, nous nous exposons à un refroidissement brusque, la transpiration cutanée cesse, la transpiration muqueuse augmente; nous sommes pris d'une augmentation de sécrétion par la membrane du nez, comme dans le coryza, ou bien une plus grande étendue de la membrane participe à cette répercussion, et nous éprouvons le besoin, par des efforts de toux, de nous débarrasser des mucosités qui s'accumulent dans les voies aériennes.

Sécrétion intestinale. — La sécrétion intestinale se fait de la même manière que la sécrétion cutanée ou pulmonaire. Dans les cryptes très-nombreux de cet énorme prolongement de la peau, du sang artériel est versé par les veines; une certaine quantité de sang est décomposée et déposée à la surface de l'intestin sous forme de transpiration intestinale.

Cette sécrétion est en grande partie absorbée par les vaisseaux lymphatiques, dont je parlerai plus tard, ou rejetée au dehors avec les fèces. De même que la transpiration pulmonaire, cette sécrétion peut remplacer la sécrétion cutanée. Il suffit quelquefois d'un refroidissement brusque de la peau pour augmenter la sécrétion intestinale dans une telle proportion, que plusieurs pintes de ce liquide seront rejettées par les fèces dans un espace quelquefois très-court.

La nature du liquide sécrété par le tégument intestinal n'est pas partout la même : selon la région dans laquelle on l'examine, il a reçu des noms différents, et présente des différences dans sa composition chimique.

Dans la bouche il prend le nom de *salive ;* et comme si la membrane muqueuse qui tapisse la bouche eût été insuffisante pour recevoir tous les cryptes nécessaires à la sécrétion de cette salive si importante à la digestion, la nature a formé des prolongements de ce tégument, qui s'enfoncent à travers les muscles de la cavité buccale, et vont se loger en arrière de la mâchoire inférieure, pour former *la glande parotide*, ou au-dessous de cette même mâchoire, pour former *les glandes sous-maxillaires*.

Ces glandes ne sont donc autre chose qu'un amas de cryptes entassés les uns contre les autres, qui versent le liquide sécrété à la face interne de la membrane muqueuse. Celle-ci, par ses nombreux replis, forme dans ces glandes des conduits de grandeur et de forme très-variables, aboutissant tous à un conduit unique, que l'on voit, pour la glande parotide, croiser la direction du muscle masseter, et s'ouvrir dans la bouche; pour les glandes sous-maxillaires, s'ouvrir au-dessous de la langue, tout près du frein.

La salive est composée, comme les autres sécrétions, d'une grande quantité d'eau, puis, de muriate de soude et de potasse, de tartrate de soude; sa composition est très-variable. Dans l'arrière-bouche on trouve des cryptes en très-grande quantité, et là ils forment, entre les piliers du voile du palais, un amas, auquel, à cause de sa forme, on a donné le nom *d'amygdales*. Ces cryptes versent le liquide sécrété immédiatement à la surface de la membrane muqueuse du pharynx.

Dans l'estomac, ces cryptes très-multipliés versent à la surface de cette poche un liquide que l'on appelle *suc gastrique.*

Dans le duodénum, la tunique de l'intestin forme deux énormes prolongements, dont l'un, moins développé, se replie au-devant de la colonne vertébrale et forme *le pancréas ;* l'autre, beaucoup plus étendu, remonte vers le diaphragme et forme *le foie.*

Pancréas. — Les cryptes agglomérés autour de ce prolongement tégumenteux forment un corps allongé, contourné sur lui-même, placé au-devant de la colonne vertébrale. Dans la courbure que présente le duodénum, une des extrémités de ce pancréas, plus grosse que l'autre, lui a fait distinguer une tête et une queue. De la tête sort le conduit qui porte le suc pancréatique dans le duodénum. Par sa couleur et sa composition chimique, le liquide pancréatique paraît avoir la plus grande analogie avec la salive.

Le *foie* est sans contredit la glande la plus volumineuse du corps. Les cryptes qui le composent sont plus rouges, plus rapprochés que dans aucune autre glande; ce qui donne à son tissu une texture plus ferme et plus dense. Si nous examinons la composition du foie, nous trouvons ces cryptes appliqués contre les parois du prolongement du tégument interne. Ce prolongement, par ses nombreux replis et enfoncements, ressemblerait à des racines d'arbre d'abord très-petites, et formant des racines plus grosses, qui se réunissent à leur tour, et forment une tige principale. De même ces replis dans l'intérieur du foie, d'abord très-petits, forment des conduits plus gros qui tous se réunissent en un seul, régnant du foie au duodénum. Ce conduit est appelé *canal hépatique*. Sur un point de ce conduit, on voit un prolongement sous forme de canal, qui se termine par une large ampoule ou réservoir, espèce de vessie que l'on appelle *vésicule biliaire*. On appelle *canal cystique* la portion du conduit qui s'étend de la vésicule au *canal hépatique*, et *canal cholédoque* le prolongement compris entre le duodénum et la réunion des canaux cystique et hépatique.

Tous les cryptes ainsi que les racines des conduits biliaires sont renfermés dans une capsule membraneuse, appelée *capsule de Glisson*. Réunis, ces cryptes représentent une masse divisée à son milieu par une espèce d'étranglement qui en fait deux lobes, l'un droit, l'autre gauche. Dans l'adulte, le droit est le plus gros; c'est le contraire dans le fœtus.

Comme dans tous les autres organes sécréteurs, le sang artériel versé dans les cryptes du foie est décomposé; une partie est rendue aux veines, une autre partie est changée en *bile*, et déposée à la surface des petites racines qui se réunissent pour former le conduit hépatique; par ce conduit, la bile est versée dans le duodénum, où elle se mêle avec le chyme. Comme le duodénum n'est point constamment rempli de chyme, et que le foie sécrète continuellement de la bile, un réservoir qui reçût cette bile hors le temps de la digestion, était indispensable; de là la *vésicule biliaire*.

Outre les artères qui portent le sang dans ces cryptes, chacun d'eux reçoit du sang amené par les divisions de la veine porte, dont je vous ai parlé ci-dessus. Que fait ce sang de la veine porte dans le foie? ce sang, rapporté de l'appareil digestif, était-il indispensable à la formation de la bile?

Peu de fluides sont aussi composés et aussi différents du sang que la bile. La couleur en est verdâtre, la saveur très-amère; elle est visqueuse, filante, tantôt limpide et tantôt trouble. Elle contient de l'eau, de l'albumine, un principe colorant jaune, de la soude et des sels; comme dans les autres liquides, les sels alcalins paraissent prédominer. Nous avons vu que la présence de cette bile était indispensable pour la séparation du chyle.

Sécrétion des larmes. — Le tégument externe, après avoir tapissé la face interne des paupières et du globe de l'œil sous le nom *de conjonctive*, forme un prolongement qui, au côté externe et supérieur de l'œil, constitue une glande appelée *lacrymale*. Le liquide sécrété par cette glande est versé sur le bord des paupières, et favorise leur glissement contre le globe de l'œil. La composition des larmes ressemble beaucoup à la sécrétion cutanée.

Sécrétion du lait. — La peau qui tapisse la partie antérieure de la poitrine, se repliant vers les côtes, forme une glande *appelée mammaire*; les cryptes agglomérés sur ce prolongement de la peau, séparent du sang un liquide blanc, sucré : *c'est le lait.* Soumis à l'analyse chimique, le lait contient une grande quantité d'eau, un principe sucré, du muriate de potasse, de l'acétate de potasse et du phosphate de chaux.

Sécrétion de l'urine. — Le tégument externe forme un grand prolongement qui pénètre dans l'intérieur du corps, se bifurque, et forme sur les côtes des vertèbres lombaires deux glandes auxquelles on a donné le nom de reins ou rognons. Les cryptes qui forment cette glande sont renfermés dans un sac membraneux très-mince. Dans les premiers temps de la vie, ces cryptes sont réunis par groupes et présentent des lobes isolés; avec l'âge tous ces lobes se réunissent, et forment de chaque côté une glande assez semblable à un haricot. Cette glande communique au dehors par un long prolongement appelé *urètre.* Ce prolongement, se réunissant à celui qui est du côté opposé, dans le bassin, forme là un réservoir susceptible d'une dilatation énorme : c'est *la vessie;* c'est dans cette poche que le liquide sécrété par les reins (l'urine) arrive goutte à goutte, et reste en dépôt jusqu'au moment de son excrétion.

Non-seulement le sang est porté dans les téguments internes ou externes, mais il en arrive également dans tous les tissus, dans l'épaisseur des muscles, des membranes séreuses. Dans celles-ci, il forme la sérosité dont elles sont continuellement lubréfiées. Dans les muscles, et dans la plupart de nos tissus, le sang, arrivé aux dernières divisions artérielles, est repris par les veines; mais une certaine quantité de sang est changée en graisse, et mise en dépôt dans les aréoles du tissu cellulaire. Chez les sujets qui font beaucoup de chyle et perdent peu par les sécrétions, cette graisse s'amasse en grande quantité et amène l'obésité.

Envisagées sous ce point de vue, les sécrétions, de quelque nature qu'elles soient, sont le résultat d'une décomposition et d'une soustraction du sang. Il est bien clair que, plus nous perdons par la sécrétion cutanée, pulmonaire, intestinale, etc., plus nous diminuons la masse du sang, et plus la nécessité de la réparer devient grande; aussi voyons-nous les personnes soumises à une grande déperdition tomber dans l'abattement, si les pertes ne sont pas réparées; celles au contraire qui font peu de pertes peuvent rester un temps assez long sans prendre de nourriture. Certains animaux même peuvent rester plusieurs mois : nous en trouvons des exemples dans les loirs, les serpents, les marmottes, les ours, etc. Mais tous ces animaux se placent dans les circonstances les plus favorables pour dépenser le moins possible : ils se retirent dans un lieu obscur, où la température est toujours la même, et restent dans une immobilité complète; pendant ce temps d'inaction, la vie semble s'entretenir aux dépens de l'énorme quantité de graisse dont leurs organes étaient surchargés au moment de leur retraite. L'état de maigreur dans lequel on les trouve au réveil en est une preuve.

La nature des sécrétions varie selon le genre de nourriture dont les animaux font usage. On connaît l'effet des pâturages sur la viande des bestiaux, de l'ail sur la qualité du lait ; l'effet des asperges, de la térébenthine sur la sécrétion des reins.

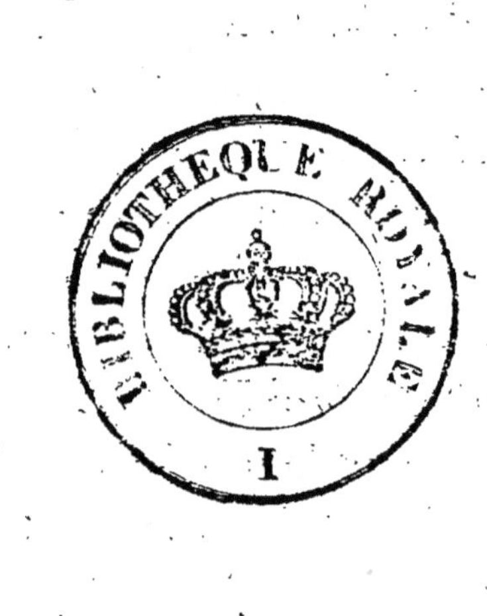

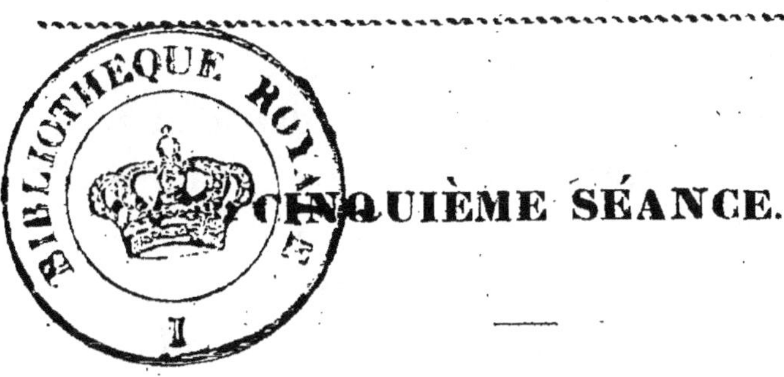

CINQUIÈME SÉANCE.

Appareil de L'INNERVATION. — *Cerveau, moelle épinière et nerfs.* — *Influence du cerveau sur les organes; comment les impressions reçues par ces mêmes organes sont rapportées au cerveau.*

D'après la description succincte et rapide que je vous ai donnée de la distribution des artères et des veines, dans la machine animale, il semblerait qu'un point quelconque de nos tissus, examiné avec une forte loupe, devrait ne présenter qu'un amas de radicules artérielles et veineuses, entre lesquelles s'amassent tantôt des sels calcaires, ce qui constitue les os; tantôt des cryptes qui forment les glandes, les téguments et les membranes muqueuses; tantôt la fibrine qui constitue les muscles. Nous avons vu que cet appareil vasculaire, ainsi ramifié, porte du sang dans toutes les parties du corps, pour y entretenir la vie, et le rapporte aux poumons pour le revivifier; qu'un point de nos tissus cessant de recevoir du sang est privé de vie, autrement dit, frappé de *gangrène;* nous avons vu que ces vaisseaux, appelés artères, partent du cœur par une tige unique (*artère aorte*), qui se divise et se subdivise en troncs, branches, rameaux et ramuscules; que de ces ramuscules naissent des radicules veineuses, formant, par leur réunion successive, des rameaux, des branches qui se rendent au cœur par deux troncs principaux, appelés *veines caves*; que ces divisions et subdivisions ont reçu des noms particuliers, le plus ordinairement tirés de la région ou des organes auxquels elles se distribuent.

Un autre appareil, non moins compliqué, que l'on désigne sous le nom de *système nerveux*, dont nous devons vous entretenir aujourd'hui, présente, à peu de chose près, la même division que le système vasculaire. Comme lui il se compose de filaments extrêmement déliés, répandus dans tous nos tissus, qui se réunissent les uns aux autres pour former des cordons nerveux, aboutissant tous à un centre commun que l'on appelle le *cerveau*. Ces filaments rapportent au cerveau toutes les impressions produites sur les différentes parties du corps, et transmettent à toutes ces parties l'influence du cerveau. Pour l'appareil vasculaire, nous avons vu que le sang était porté par les artères et rapporté par les veines; dans le système nerveux, on n'est point encore parvenu à distinguer les filaments qui transmettent au cerveau des impressions ou en rapportent des volitions.

L'appareil nerveux est divisé en *nerfs*, *moelle épinière* et *cerveau*.

Les nerfs sont des cordons blanchâtres dont la forme est cylindrique et la grosseur peu considérable; d'abord capillaires, les filaments se réunissent pour former des branches, des troncs qui se portent de toutes les parties du corps, soit à la moelle épinière, soit au cerveau. Chaque cordon nerveux est composé d'un grand nombre de filaments; chacun de ces filaments, examiné à la loupe ou au microscope, semble encore composé d'autres filaments nerveux plus petits. Chaque nerf est renfermé dans une gaîne membraneuse appelée *névrilème*.

On n'a point encore démontré, jusqu'ici, que les nerfs soient creux; cette cavité, admise par les uns, rejetée par les autres, est encore un objet de doute. Notre confrère Bogros, enlevé à la science par une mort prématurée, croyait être parvenu à injecter les cordons nerveux, que l'injection pénétrait dans chaque filet dont un cordon est composé. On lui objectait, il est vrai, que son injection parcourait, non la cavité des nerfs, mais les espaces que laissent entre eux les petits cylindres dont se compose un nerf; sur ces entrefaites Bogros mourut, et je ne sache pas que ses recherches aient été continuées.

Les nerfs sont les organes du sentiment et du mouvement. Si on coupe un cordon nerveux en travers, les impressions reçues par les parties éloignées ne sont plus transmises au cerveau, et, dès lors, toute influence du cerveau cesse d'avoir lieu sur ces parties. Entrelacés et anastomosés en quelques endroits, les nerfs forment des *plexus*; ils offrent, dans d'autres points, des renflements que l'on appelle *ganglions*.

Les nerfs se rendent symétriquement par paires soit à la moelle épinière, soit au cerveau, en passant à travers les trous que présentent les côtés de la colonne vertébrale, ou la base du crâne. On compte de chaque côté *six paires sacrées*, *cinq lombaires*, *douze dorsales*, *huit cervicales* qui se rendent à la moelle épinière, et *neuf paires cérébrales* qui se rendent immédiatement au cerveau. Ces paires cérébrales sont, en comptant d'avant en arrière, 1re p., *nerf olfactif*, qui sert à l'odorat; 2e p., *nerf optique*, pour servir à la vision; 3e p., *moteur oculaire commun*; 4e p., *pathétique*; 5e p., *trijumeau*, qui donne le mouvement aux muscles de la face et de la langue; 6e p., *moteur oculaire externe*, porte l'œil en dehors; 7e p., *auditif*, qui sert à l'audition; 8e p., *ou nerf vague*, qui se distribue aux organes du cou, au cœur, au poumon et à l'estomac; et enfin la 9e p., *ou nerf grand hypoglosse*, qui sert au mouvement de la langue.

La moelle épinière est cette tige médullaire renfermée dans le canal rachidien, à laquelle viennent se rendre tous les nerfs des membres et du tronc. Sa forme est celle d'un cylindre légèrement aplati d'avant en arrière, plus gros à ses extrémités qu'à sa partie moyenne.

Cette tige ne commence dans l'homme qu'au niveau de la deuxième vertèbre lombaire, et de là monte pour se réunir au cerveau. Elle semble partagée en deux moitiés par une dépression longitudinale qui se remarque en avant et en arrière. A l'endroit où se rendent les nerfs des membres inférieurs et supérieurs, elle présente un renflement marqué. Un peu avant de se réunir au cerveau, elle forme un renflement coniforme que l'on désigne sous le nom de *moelle allongée*, sur lequel on remarque les éminences *pyramidales*, *olivaires* et *restiformes*.

A la moelle allongée succède la *protubérance annulaire* ou pont de Varole; cette protubérance annulaire, placée dans l'intérieur du crâne, résulte de l'entre-croisement des quatre espèces de cordons dont la moelle épinière semble composée. De cet entre-croisement résultent quatre pédoncules, dont deux vont au cerveau sous le nom de *bras*, et deux au *cervelet* sous le nom de *cuisses*. Ces bras, ces cuisses peuvent être comparés à des membranes d'une étendue plus ou moins considérable, repliées sur elles-mêmes, de manière à former cet énorme renflement, que l'on appelle cerveau. Le plissement que formeraient ces membranes en se repliant, constituerait les circonvolutions et les anfractuosités que présente la masse encéphalique.

Le cerveau comprend toute la portion du système nerveux renfermée dans le crâne; vu par sa face supérieure, le cerveau est partagé par un sillon profond en deux moitiés que l'on appelle *hémisphères;* vu par sa partie inférieure, il présente, en bas et en arrière, *le cervelet*, qui tient à la protubérance annulaire par les cuisses.

En séparant le cervelet du cerveau, on voit que la face inférieure de ce dernier est exactement moulée sur la base du crâne, et on y distingue deux lobes antérieurs, deux lobes moyens et deux lobes postérieurs; en avant et en arrière, sur la ligne médiane, on remarque la continuation du grand sillon qui semble partager le cerveau en deux moitiés. En les écartant on voit qu'elles sont réunies par une espèce de pont que l'on appelle *corps calleux*. Le cerveau présente à sa surface des circonvolutions et des anfractuosités d'autant plus considérables et d'autant plus multipliées que cet organe est plus développé.

Le *cervelet* semble n'être qu'un appendice du cerveau, auquel il est uni par les pédoncules qui s'échappent de la protubérance annulaire; comme le cerveau, il est séparé en deux lobes ou hémisphères droit et gauche. Les circonvolutions et les anfractuosités du cervelet sont beaucoup moins prononcées que celles du cerveau. Elles forment à la partie supérieure du cervelet, entre les deux hemisphères, une éminence appelée *vermiculaire*, beaucoup plus prononcée dans les herbivores que dans l'homme.

La nature de la pulpe nerveuse est peu connue. Dans les nerfs, c'est une espèce de bouillie blanchâtre renfermée dans le névrilème. Dans la moelle épinière elle se présente sous forme de filaments, qui s'étendent de la partie inférieure à la partie supérieure; ces filaments sont de forme prismatique, et, par leur réunion, constituent les quatre faisceaux dont est composée la moelle épinière.

Dans les nerfs ces filaments semblent appliqués à côté les uns des autres; dans le cerveau ils paraissent s'entrelacer, s'entre-croiser d'une telle manière, qu'il est presque impossible de les suivre dans leurs dernières divisions. Dans quelques points on a pu étudier leur distribution; mais, dans la plus grande partie de la masse cérébrale, cette pulpe revêt la forme de granulations ou de lamelles, dont on ne peut indiquer ni l'origine ni l'arrangement. Cette pulpe est composée de substance blanche et de substance grise. Quelques physiologistes espèrent que par des recherches minutieuses et l'observation plus exacte des faits pathologiques, on arrivera à indiquer d'une manière précise dans le cerveau la portion de pulpe cérébrale correspondant à tel ou tel filet nerveux.

Si l'on pratique des incisions dans le cerveau, dans le cervelet, dans la moelle épinière, on trouve ces organes composés de substance blanche et de substance grise. Les espèces de lames que forme cette pulpe en se repliant sont beaucoup plus rapprochées dans le cervelet que dans le cerveau. Pour la moelle épinière, la substance grise est en dedans : le contraire a lieu pour le cerveau et le cervelet. On doit attribuer cette différence à ce que les fibres médullaires, qui forment les quatre faisceaux dans la moelle épinière, parvenues à la protubérance annulaire, non-seulement s'entre-croisent de manière à se porter de gauche à droite et de droite à gauche, mais encore se renversent de manière à présenter en dehors la substance grise qui était en dedans, et en dedans la substance blanche qui était en dehors.

Dans l'épaisseur du cerveau, au-dessous du corps calleux, on trouve les ventricules latéraux, cavités qui se propagent dans presque toute l'épaisseur de la masse encéphalique, sous les noms de *cavité d'Ammon, cavité digitale, troisième ventricule* et *quatrième ventricule* ; et peut-être dans le cervelet et la moelle épinière. Dans ces deux derniers organes l'existence de ces cavités n'est point encore démontrée : on la retrouve seulement pour la moelle épinière dans le fœtus humain jusqu'à quatre mois, et dans quelques animaux. Dans les ventricules on trouve un grand nombre d'éminences ou d'enfoncements qui ont reçu les noms de *corps striés, bandelettes fibreuses des corps striés, couches des nerfs optiques, voûte à trois piliers, glande pinéale, ergot de Moran, corne d'Ammon*, etc. On ignore l'usage de toutes ces parties dont on a décrit avec soin les formes et les couleurs. Ce que nous savons, c'est que les parois de ces cavités sont lubrifiées par un liquide qui a la plus grande ressemblance avec l'eau. Ces cavités seraient-elles destinées à loger ce principe si extraordinaire qu'on a appelé principe nerveux, fluide nerveux, et que personne n'a encore pu ni montrer ni voir, et dont cependant on est obligé d'admettre l'existence, fluide qui cheminerait dans la moelle épinière, et de là parcourrait les cavités que quelques anatomistes ont supposées exister dans les filaments nerveux? Cette question, qui a fait le sujet de longs débats, est encore loin d'être résolue.

Dure-mère. — Une membrane dure, fibreuse, très-résistante, appelée *Dure-mère*, tapisse et la cavité du crâne et toute l'étendue du canal rachidien. Par sa face externe, elle adhère intimement aux os, auxquels elle sert de périoste; par sa face interne, elle forme de grands replis qui établissent entre les hémisphères du cerveau, entre celui-ci et le cervelet, des espèces de cloisons fortement tendues, auxquelles on donne les noms de *faux du cerveau, tente du cervelet.* Ces cloisons ont pour but d'empêcher le lobe postérieur du cerveau de peser sur le cervelet, ou, lorsque l'homme est couché sur un des côtés du corps, d'empêcher un des hémisphères cérébraux de peser sur celui du côté opposé. Ces cloisons sont d'autant plus prononcées que le cerveau est plus développé.

Les radicules veineuses du cerveau se rendent dans ces replis, où elles forment des espèces d'ampoules appelées *sinus* de la dure-mère, qui transmettent le sang aux veines du cou.

Pie-mère. — Cette membrane, appliquée immédiatement sur la substance cérébrale, est produite par la division infinie des radicules artérielles qui se distribuent au cerveau, radicules tellement ténues et tellement rapprochées les unes des autres, qu'elles se touchent par leurs bords et forment une membrane à laquelle on a donné le nom de pie-mère. Cette membrane entièrement vasculaire pénètre dans toutes les anfractuosités du cerveau, et laisse échapper par la face qui lui correspond, des fibrilles artérielles qui pénètrent dans la substance cérébrale. Ce sont ces fibrilles qui forment les petits points rouges que l'on aperçoit lorsqu'on pratique une coupe dans la substance blanche du cerveau.

Entre la pie-mère qui est vasculaire, et la dure-mère qui est fibreuse, se trouve une troisième membrane appelée *arachnoïde;* cette membrane est de nature séreuse, c'est-à-dire, représente une poche sans ouverture, dont la surface interne est continuellement lubrifiée par un liquide séreux, dont l'accumulation constitue l'*hydrocéphale*.

Cette poche, adhérant intimement à la dure-mère, et d'autre part à la pie-mère, par sa face externe, est partout en contact avec elle-même par sa face interne. Le frottement qui résulte des légers mouvements qu'exécute le cerveau dans l'intérieur du crâne, s'exerce, non au détriment du cerveau, mais des parois de l'arachnoïde, qui sont garanties de l'usure par le liquide qui en lubrifie la surface interne.

J'ai déjà dit que tous les nerfs venaient se rendre, soit à la moelle épinière, soit au cerveau, par des cordons plus ou moins volumineux, qui tous ont reçu des noms particuliers, tirés plus ordinairement de la région ou de la partie à laquelle ils se distribuent. C'est ainsi que l'on a désigné ces nerfs sous les noms de *tibial*, *crural*, *sciatique*, *huméral*, *nasal*, *lingual*, etc.

Les nerfs qui se rendent à la moelle épinière, pénétrant par les trous que présentent les parties latérales de la colonne vertébrale, forment, à leur entrée, des renflements ganglionnaires, et immédiatement après, ils se divisent en deux racines, l'une antérieure, l'autre postérieure; chacune de ces racines présente un grand nombre de filaments qui s'implantent à la face antérieure ou à la face postérieure de la moelle épinière. Les filaments postérieurs sont ordinairement plus gros et plus nombreux que les antérieurs. Les nerfs, après avoir pénétré dans le canal rachidien, se rendent plus ou moins obliquement à la moelle épinière, en se portant de bas en haut. Ceux qui pénètrent par les trous sacrés, lombaires, doivent remonter assez haut pour s'unir à cette moelle, qui ne commence à paraître qu'à la hauteur de la deuxième vertèbre lombaire. Les racines antérieures et postérieures, réunies sous forme de filaments dans cette portion du canal comprise entre le coccyx et la deuxième vertèbre lombaire, constituent ce que l'on appelle *queue de cheval*. Ces racines deviendront d'autant moins obliques, que nous nous rapprocherons davantage du cerveau. Le contraire a lieu pour celui-ci, les nerfs subordonnés à la disposition des organes de la tête se dirigent obliquement de haut en bas, et se rapprochent d'autant plus de la ligne horizontale, qu'ils s'insèrent plus près de la réunion du cerveau avec la moelle épinière. La plupart des nerfs cérébraux s'implantent à la partie antérieure : quelques-uns, tels que le *nerf optique*, le *nerf auditif*, le *nerf pathétique*, naissent de la partie postérieure. Plus tard nous reviendrons sur cette disposition.

Si nous jetons un coup d'œil sur l'ensemble du système nerveux, il nous est facile de comprendre que toutes les parties du corps peuvent être mises en rapport avec le cerveau. En prenant pour exemple le membre inférieur, et vous montrant comment tous les nerfs du pied, de la jambe, se réunissent pour former ce gros nerf *sciatique*, qui plus loin se continue avec la moelle épinière, il ne me sera pas difficile de vous faire comprendre que la moindre impression produite sur un de ces filets nerveux peut être transmise au cerveau, qui alors en apprécie l'importance et donne aussitôt aux muscles l'ordre d'agir, pour soustraire ou soumettre nos organes à l'action des corps environnants. Il est facile de comprendre que la section ou seulement une forte compression du nerf sciatique, s'opposant à toute communication entre la jambe et le cerveau, il y aura *paralysie*, c'est-à-dire, que les impressions reçues par la jambe ne seront plus rapportées au cerveau, et que la volonté du cerveau ne sera plus transmise à la jambe. Phénomène que nous avons éprouvé au moins momentanément, lorsque étant mal assis nous avons comprimé le nerf sciatique entre le pied de la chaise et la tubérosité de l'ischion; ou bien encore, lorsque notre coude venant à heurter l'angle d'un meuble, et que le nerf cubital se trouve comprimé, nous éprouvons d'une part une impression vive qui est aussitôt rapportée au cerveau, et d'autre part, un engourdissement, une paralysie momentanée qui se manifeste dans la peau du petit doigt, et du doigt annulaire d'où ce nerf reçoit ses filaments.

En supposant qu'une lésion ait eu lieu sur un point de la moelle épinière, soit par une forte compression, comme cela arrive quelquefois par suite d'un épanchement purulent ou d'une congestion sanguine, soit par l'effet d'une section de cette moelle, toutes les parties placées au-dessous du point lésé seront frappées de *paraplégie*, c'est-à-dire, que les parties inférieures du tronc seront privées à la fois de sentiment et de mouvement; tandis que les parties placées au-dessus resteront dans un état d'intégrité parfait; phénomènes que les chasseurs ont pu souvent remarquer lorsqu'un grain de plomb pénètre dans la moelle épinière d'un lièvre ; l'animal, dont le train de devant est encore docile à l'action du cerveau, fait de vains efforts pour entraîner celui de derrière devenu rebelle à cette action. Les combats de taureaux fournissent encore souvent de ces exemples, quand le fier *torréador*, assez heureux pour enfonçer sa lance à l'union de la tête avec le cou, divisant la moelle épinière, fait rouler à ses pieds l'animal furieux. Une lésion du cerveau amène les mêmes phénomènes.

Par suite de l'entre-croisement des fibres médullaires, si un seul des hémisphères cérébraux est altéré, la paralysie se manifestera, mais seulement dans le côté du corps opposé; si la lésion du cerveau est limitée, un seul organe peut être paralysé; c'est ainsi que la destruction des tubercules quadrijumeaux amène l'anéantissement de la vue; d'un seul côté, si un seul tubercule est atteint.

Une compression générale du cerveau amène l'anéantissement de toutes les facultés cérébrales. Si la compression cesse, les facultés se rétablissent.

La lésion d'un des côtés seulement de la moelle

épinière, ou d'un des côtés du cerveau, détermine *l'hémiplégie*, c'est-à-dire, qu'une des deux moitiés du corps est privée de sentiment et de mouvement.

D'après des expériences faites en France et en Angleterre, par de savants physiologistes et les plus habiles expérimentateurs, et d'après quelques faits pathologiques, il est démontré que si la lésion existe à la partie antérieure de la moelle épinière, et que la partie postérieure reste saine, il y a seulement perte du mouvement, mais le sentiment est conservé ; c'est ainsi que nous voyons des malades retenus dans leur lit sans pouvoir exécuter le moindre mouvement des jambes et quelquefois de toutes les parties du tronc, et accuser des douleurs vives lorsqu'on pince la peau ou qu'on la déchire par des vésicatoires.

Si, au contraire, la lésion existe à la partie antérieure de la moelle épinière, il y a perte du sentiment et le mouvement est conservé. Il n'est pas rare de rencontrer des malades qui dans cet état continuent à marcher; mais comme chez eux le tact est anéanti, ils ne savent si leur pied repose sur le sol et, pour s'en assurer, ils sont obligés d'avoir recours à leurs yeux et à leurs mains, et encore les voyons-nous, avec leur pied, chercher à plusieurs reprises à retrouver le sol.

Si les faits pathologiques recueillis sont exacts, si les résultats des expériences physiologiques sont constants, nous devons en conclure que la *cata-*

lepsie doit être attribuée à la lésion de la partie postérieure de la moelle épinière, et la *léthargie* à une lésion de la partie antérieure. Cette opinion, entièrement neuve, a besoin peut-être de développement.

Si nous admettons que la destruction des racines postérieures des nerfs lombaires détermine l'anéantissement de la sensibilité des membres inférieurs, en supposant que la lésion monte plus haut, nous aurons une perte de la sensibilité, non-seulement des membres inférieurs, mais d'une partie du tronc. Dans cet état, le sujet continuera à marcher, puisque la partie antérieure de la moelle est restée saine; ses mains, ses yeux lui diront si sa jambe est élevée ou abaissée; au besoin, ses oreilles recevront les conseils d'un ami obligeant. Si la lésion monte plus haut, la sensibilité sera anéantie dans les membres supérieurs. En continuant à faire des progrès, les racines du nerf auditif, du nerf optique, nerfs qui viennent de la partie postérieure de la moelle allongée, seront détruites. Alors comment ce sujet qui pouvait encore apprécier sa position tant que le nerf optique était resté intact, comment dis-je, ce sujet aura-t-il la conscience du lieu où il est, de la position dans laquelle il se trouve, puisqu'il ne sent, ne voit, ni n'entend? Dans cette condition, il gardera la position que l'on voudra lui donner. Si on lève son bras, sa jambe, ces membres resteront levés; c'est l'état dans lequel se trouvent les *cataleptiques*.

Si au contraire nous supposons une lésion qui détruirait successivement, en se portant de bas en haut, les racines antérieures de la moelle épinière, nous verrions successivement le mouvement s'anéantir dans les membres inférieurs, dans le tronc, dans les membres supérieurs, et le sentiment rester intact. Dans cet état, le malade dira les impressions auxquelles on soumet ses membres et les autres parties de son corps. Mais si nous supposons que la lésion de la moelle épinière continue à faire des progrès, qu'elle détruise la partie antérieure de la moelle allongée de la protubérance annulaire, les nerfs de la langue, les nerfs moteurs des yeux, de la face, seront détruits : cet individu continuera à sentir, à voir, à entendre, car les nerfs de la vision, de l'audition et du sentiment viennent de la partie postérieure. Mais comment alors pourra-t-il exprimer ce qu'il éprouve, ce qu'il sent, puisqu'il ne peut remuer ni ses membres, ni ses yeux, ni sa langue. Il verra les préparatifs pour ses funérailles, il entendra les chants, il se sentira descendre dans la tombe, il entendra fermer sur lui la fatale pierre qui doit couvrir son tombeau. C'est l'affreuse position dans laquelle se trouve le *léthargqiue*. Cette mort apparente est peut-être plus fréquente qu'on ne le croit. Sans aller chercher des exemples dans l'histoire ancienne, nous en trouvons souvent dans les journaux. Nous avons le droit de nous étonner que le législateur ne prenne pas des mesures pour obvier à des accidents aussi épouvantables ; ces mesures nous paraissent d'autant plus urgentes, que jusqu'alors la science ne possède point de signes propres à distinguer la mort apparente de la mort réelle ; peut-être trouverait-on un signe distinctif dans la direction des yeux. Le nerf *pathétique* venant de la partie postérieure du cerveau qui est restée intacte, allant se distribuer au muscle grand oblique de l'œil, l'axe visuel devra être dirigé en bas et en dehors. Si on donne à l'œil une direction opposée, il devra revenir de suite à sa première position.

Cette opinion, purement théorique, a besoin d'être vérifiée par l'expérience.

D'après cet exposé, il peut donc y avoir : 1° paralysie de toute la partie inférieure du corps ou *paraplégie;* 2° paralysie de tout un côté ou *hémiplégie;* 3° paralysie du mouvement ou *léthargie;* 4° paralysie du sentiment ou *catalepsie* ; et tous ces genres de paralysie peuvent varier selon le lieu et l'étendue de la lésion qui les détermine, être complète ou partielle.

Dans l'état d'intégrité parfaite en apparence du tissu des nerfs et du cerveau, on voit quelquefois des désordres survenir dans le système nerveux, désordres extraordinaires, que l'on désigne sous le nom d'*épilepsie ;* désordres qui paraissent et disparaissent avec la même rapidité, sans laisser aucune trace apparente d'altération dans les tissus, et qui semblent n'être qu'une exaltation de fonction. Plus tard nous reviendrons sur ces sortes de maladies.

Nous avons admis que les nerfs étaient les organes de transmission; que toutes les impressions reçues par eux étaient rapportées au cerveau; que ces nerfs répandus dans tous nos tissus, épanouis dans tous les points du tégument qui recouvre le corps, en sentinelles vigilantes, transmettent au cerveau, renfermé dans le crâne épais, toutes les impressions du dehors avec une fidélité et une rapidité dont l'électricité seule peut donner l'idée; ces impressions transmises au cerveau sont rapprochées, avons-nous dit, comparées avec une telle promptitude, que presque aussitôt l'ordre est porté à tel ou tel organe, pour agir, de manière à favoriser ou empêcher cette impression.

Le cerveau est donc un centre dans lequel les impressions et les sensations sont élaborées, pour arriver à la condition d'*idées*, comme le sont les aliments dans l'estomac, l'air dans le poumon, etc.; et de même que plus ces organes sont développés, mieux les fonctions auxquelles ils président s'exécutent, de même aussi, plus le cerveau est développé, mieux les impressions sont appréciées, élaborées.

Cette idée n'est pas neuve; au besoin, les statues que nous a laissées l'antiquité nous en fourniraient la preuve: aux dieux, aux grands hommes, elle a donné de grands fronts, de grosses têtes.

Pour mesurer la capacité du cerveau, ou plutôt de l'intelligence, Camper a imaginé une ligne verticale descendant du front au menton et tombant perpendiculairement sur une autre ligne horizontale qui s'étendrait du menton au grand trou occipital. Il a nommé la première de ces lignes *faciale*, et la seconde *mentonnière*, et *angle facial* la réunion de ces deux lignes au menton. Plus le trou occipital sera abaissé, plus le front sera proéminent; plus l'angle facial sera ouvert, plus l'intelligence sera développée. Si nous comparons le cerveau des animaux, depuis l'homme placé au sommet de l'échelle jusqu'aux espèces placées à la partie inférieure, nous acquerrons la preuve de cette grande vérité.

De tous les animaux, l'homme est celui dont le cerveau est le plus développé, relativement au volume de son corps. Chez quelques-uns, la tête est en apparence beaucoup plus volumineuse que celle de l'homme, mais aucun ne présente un *angle facial* aussi ouvert; et si nous pénétrons dans le crâne des animaux qui nous paraissait si développé, nous trouvons les parois osseuses d'une épaisseur considérable, et quelquefois un tout petit cerveau.

Dans les hommes même, les parois du crâne présentent dans leur épaisseur des différences considérables dont il faut nécessairement tenir compte pour l'appréciation du développement du cerveau.

La masse encéphalique remplit toujours exactement la cavité du crâne, et lui transmet jusqu'aux plus légères empreintes de sa forme, quoique d'une texture molle et délicate comparativement à la résistance des os. La pulpe cérébrale, où la la vie est beaucoup plus active, par son développement écarte ou use les os; et comme ce développement ne se fait point également dans toutes les parties du cerveau, chez tous les sujets, on a cru remarquer que toutes les fois que telle ou telle partie du cerveau était plus développée, telle ou telle faculté était plus développée; de là l'idée de la localisation des facultés. Ce système admis par les uns, rejeté par les autres, est encore aujourd'hui l'objet de beaucoup de controverses, et pour quelques-uns un sujet de moquerie. Que n'a-t-on pas dit sur le système *des bosses ?* Gall, pour faire comprendre sa pensée, fut obligé de la matérialiser, et quelques personnes le prirent au mot; de là toutes les mauvaises plaisanteries dirigées contre les phrénologistes.

Sans avoir la prétention de combattre ou de soutenir ce système si savamment établi par Gall et Spurzheim, je suis disposé à croire qu'il y a du vrai dans leurs observations; je ne sais jusqu'à quel point il est raisonnable d'admettre qu'avec le doigt on puisse couvrir l'organe qui préside à telle ou telle faculté; car vous savez que, pour les phrénologistes, chaque circonvolution cérébrale est l'organe d'une faculté spéciale. Pour ceux qui, comme eux, ont sacrifié une longue existence à ces sortes de recherches, ces faits peuvent être suffisamment prouvés. Je respecte leurs croyances sans partager toutes leurs convictions. Mais si nous voulons nous borner aux grandes divisions du cerveau, si nous voulons prendre la peine de vérifier les faits sur les personnes avec lesquelles nous vivons habituellement, nous demeurerons convaincus que toutes les fois que la partie antérieure du cerveau est très-développée, il y a beaucoup de mémoire; que si ce sont les parties latérales, il y a beaucoup de combinaisons; que si c'est la partie supérieure, le sujet est remarquable par sa disposition à l'idéalité, à l'esprit de création; si, au contraire, le développement de la partie postérieure l'emporte sur les autres parties, les facultés communes à l'homme et à la bête prédominent. Ces grandes divisions me paraissent incontestables.

Il n'est pas rare de rencontrer des sujets chez lesquels les trois diamètres du crâne présentent de grandes différences dans leur développement. Dans un village voisin de celui où je suis né, existe un malheureux enfant auquel la partie antérieure du cerveau semble manquer complétement; cet enfant, qui a maintenant 17 à 18 ans, n'a point assez de mémoire pour retenir et imiter les sons, à peine s'il prononce quelques mots:

si quelque objet placé dans les mains des autres enfants excite son envie, il se précipite sur cet objet en poussant un cri inarticulé, s'en empare et se sauve. Il me paraît rentrer dans les conditions de la brute.

Si le diamètre antéro-postérieur du cerveau l'emporte sur le diamètre transversal, ordinairement ces sujets retiennent avec facilité tout ce qu'ils ont vu, tout ce qu'ils ont entendu, tout ce qu'ils ont lu; ils le racontent de même, mais sans en déduire des conséquences.

Si, avec cette disposition, la partie supérieure du cerveau est très-développée, non-seulement le sujet racontera tout ce qu'il a lu, tout ce qu'il a entendu, mais il y ajoutera du sien, il arrangera les faits à sa manière, disposition qui se rencontre dans les poëtes, dans certains peintres d'histoire, qui reproduisent avec un rare talent des êtres imaginaires, des dieux, des Alexandres, et qui jamais n'arrivent à reproduire avec vérité les traits d'un individu.

Si dans ce même sujet le diamètre transversal est également développé, non-seulement le sujet se rappellera ce qu'il a vu, ce qu'il a entendu, mais encore il éprouvera le besoin de le modifier. Avant de communiquer ses idées, ses souvenirs, il les combinera, en déduira des conséquences, ne les émettra qu'autant qu'ils lui paraîtront raisonnables, tandis que celui qui manque du développement des parties latérales racontera indistinctement les choses vraisemblables et invraisemblables.

Si nous supposons, au contraire, les parties antérieures et latérales très-développées et que la région supérieure le soit moins, le sujet racontera, avec une scrupuleuse exactitude, ce qu'il a vu, entendu, n'y ajoutera rien, mais il en déduira des conséquences.

Admettrons-nous maintenant avec Gall plusieurs genres de mémoires, plusieurs genres de combinaisons, plusieurs genres d'idées? Ce savant physiologiste admet la mémoire des faits, des lieux, des couleurs, des sons, des calculs, etc. Divisant la partie antérieure du cerveau en plusieurs loges, il suppose que moins la mémoire nécessite de combinaisons, plus l'organe de cette faculté est rapproché de la ligne médiane; et que plus elle en nécessite, plus il doit être rapproché des parties latérales. Ainsi il place la mémoire des lieux, des faits, tout près de la ligne médiane; la mémoire des calculs, au contraire, au-dessus de l'angle externe de l'œil. Quant aux combinaisons, divisant les parties latérales du cerveau, il fait résider les bonnes combinaisons en avant, les plus mauvaises au-dessus de l'oreille, et celles qui nécessitent de l'idéalité, à la partie la plus élevée du crâne. Il en est de même des idées. Il les suppose d'autant meilleures, qu'elles résident dans la partie la plus élevée du cerveau et plus près de la ligne médiane. Ces facultés doivent nécessairement se contre-balancer les unes les autres ; ainsi, tel individu qui aurait une grande disposition au meurtre, au vol, résistera à ces penchants, si en même temps la partie du cerveau dans laquelle nous supposons que réside la bonté, est chez lui très-développée. Mais si un jour la partie du cerveau dans laquelle réside la bonté devient malade, il cédera à son malheureux penchant, lors même que cette disposition au meurtre serait très-faible. C'est ainsi que nous voyons des personnes qui, pendant un grand nombre d'années, se sont acquis l'estime de leurs concitoyens par leur bonté, devenir tout d'un coup des hommes dangereux. Quels changements une fièvre cérébrale, une maladie d'un des points du cerveau, n'amènent-elles pas dans le caractère des hommes? La folie, une idée fixe, ne sont autre chose que telle ou telle faculté qui l'emporte sur les autres, ou tel point de notre cerveau dont la faculté est anéantie.

Faut-il en conclure avec les fatalistes que, nés avec telle ou telle disposition, nous serons obligés d'en subir les conséquences? Non. Comme tous nos autres organes, le cerveau se développe ou s'atrophie en raison de l'exercice; tel sujet naît avec une disposition au vol, au meurtre: exercez ses bonnes facultés, portez toute son attention au respect, à l'amour de son prochain, faites, s'il est possible, qu'il ne pense jamais à son mauvais penchant, avec le temps les *bosses* de la bonté, de la bienveillance se développeront, et celles du vol, du meurtre, s'annihileront. Il ne suffit pas, pour atteindre ce but, d'enfermer un individu et de lui dire : Tu ne penseras plus au vol ; dans sa captivité il n'aura que plus de temps de se livrer à ses mauvaises combinaisons; par l'exercice, la *bosse* qu'il eût fallu atrophier ne fera qu'acquérir un plus grand développement, et en sortant de là il sera plus enclin qu'auparavant à son malheureux penchant. Les faits à l'appui de cette opinion ne manqueraient pas, si nous avions le temps de nous appesantir plus longuement sur cette question.

S'il nous restait quelque doute sur la réalité des grandes divisions du cerveau, il nous suffirait d'examiner les têtes de quelques animaux dont le caractère nous est bien connu. Tout le monde sait combien le singe a peu de mémoire : aussi ne trouvons-nous rien dans la partie antérieure de son crâne; combien le chat est rusé et disposé au meurtre : voyez le diamètre transversal de sa tête; combien le renard est circonspect, adonné au meurtre et peu attaché à ses petits, et combien au contraire la chevrette a de circonspection et d'attachement pour sa progéniture : voyez les rapports et les différences qui existent dans ces deux têtes. Dans tous les quadrupèdes, dans les oiseaux, dans les reptiles, nous trouverions un grand nombre de faits à l'appui du système de Gall.

L'intégrité de toutes les parties du cerveau est-elle nécessaire pour que la vie s'entretienne? Non. On peut détruire une partie, ou la presque totalité de la masse encéphalique sans que la vie cesse, pourvu qu'on avise au moyen de suppléer aux facultés que la lésion doit anéantir. Les belles expériences de M. le professeur Flourens ne laissent aucun doute sur ce sujet. Ce savant physiologiste a enlevé sur des animaux tantôt la totalité du cerveau, tantôt la totalité du cervelet, tantôt quelques parties seulement de ces organes, et la vie s'est prolongée plusieurs mois après ces mutilations. Il remarqua que les poulets auxquels il avait enlevé les hémisphères cérébraux étaient privés de volonté, de mémoire; que ceux auxquels il avait enlevé le cervelet ne pouvaient plus coordonner leurs mouvements; que ceux auxquels il enlevait les tubercules quadrijumeaux cessaient de voir. A d'autres poulets il fit avaler de l'opium: il remarqua que ces animaux se trouvaient exactement dans la même condition que ceux auxquels il avait enlevé le cerveau. Il répéta cette expérience sur des animaux dont le crâne était transparent: il vit qu'à mesure que ces animaux digéraient l'opium, le sang arrivait en plus grande quantité dans les vaisseaux du cerveau; qu'il y avait une véritable congestion, tandis que le cervelet et les tubercules quadrijumeaux restaient sains. Il se rappela que les personnes qui faisaient un abus des liqueurs alcooliques, perdaient la faculté de coordonner leurs mouvements; que l'action des muscles était indécise, les mouvements mal assurés; que voulant porter la jambe en avant, elles la portaient en arrière, à droite ou à gauche; il fit avaler de l'alcool à des poulets, et il vit que ces animaux se trouvaient exactement dans la même condition que ceux auxquels il avait enlevé le cervelet. Il répéta cette expérience sur des animaux dont le crâne était transparent, et il vit le sang se porter en plus grande quantité vers le cervelet, et les hémisphères cérébraux rester sains; à d'autres animaux il fit avaler de l'extrait de belladone : il remarqua qu'ils se trouvaient dans la condition de ceux auxquels il avait enlevé les tubercules quadrijumeaux, c'est-à-dire qu'il y avait cécité. Les animaux soumis à ces mutilations ont pu vivre dans cet état plusieurs mois, et eussent vécu un temps beaucoup plus long, si on eût continué à pourvoir à leurs besoins. Il ne suffisait pas, pour ceux qui avaient perdu la volition, de mettre devant eux, sous leur bec, des aliments; comme ils étaient en même temps privés de la mémoire, il fallait faire pénétrer les aliments jusqu'au fond du bec, alors ils avalaient et digéraient. Ceux, au contraire, qui n'étaient privés que de la faculté de coordonner leurs mouvements, se rappelaient le lieu où étaient les aliments dont ils sentaient le besoin; ils faisaient des efforts pour se diriger de ce côté, mais ils allaient à reculons, ou à droite ou à gauche. Ces faits, que personne ne peut révoquer en doute, prouvent et la localisation des facultés, et la possibilité de faire parvenir à tel ou tel organe des substances introduites par les voies digestives. Espérons que quelques physiologistes, ou M. Flourens lui-même, continueront des expériences aussi curieuses qu'importantes pour la science.

Si maintenant nous faisons une excursion dans le domaine de l'anatomie comparée, si nous examinons le système nerveux dans les différentes classes de la série animale, nous trouverons que les animaux placés à la partie supérieure de l'échelle possèdent un cerveau, un cervelet, une moelle épinière; que le cerveau, par rapport à la moelle épinière, est d'autant plus développé que les hémisphères cérébraux sont plus ovales, que la lame médullaire, qui forme le toit des ventricules latéraux, est plus épaisse, que les ventricules latéraux sont plus grands, que le cervelet est plus recouvert par les hémisphères cérébraux, que les corps striés sont plus petits et renferment des stries plus nombreuses. Nous verrons, au contraire, à mesure que nous descendrons vers les derniers degrés de l'échelle, disparaître le cerveau, le cervelet, la moelle épinière; nous verrons le système nerveux se réduire à de simples nerfs qui se terminent dans un ou plusieurs petits renflements, former une espèce de chaîne ganglionnaire.

Dans l'homme, le cervelet est complétement

recouvert par les hémisphères cérébraux, qui forment la majeure partie de la masse encéphalique; comparé au poids du corps, son cerveau présente le plus grand développement : un cerveau ordinaire pèse de 42 à 43 onces, la moelle épinière 1 once 6 gros. D'après Perrault, Carus et Seiler, le cerveau de la femme pèserait 1 ou 2 onces de plus.

Le cerveau de l'éléphant pèse de 9 à 10 livres, celui de la baleine de 5 à 6 : cette différence semblerait devoir donner à ces animaux une grande supériorité d'intelligence sur l'homme; mais le cerveau de ce dernier, comparé au volume du corps, se trouve être encore bien supérieur à celui de l'éléphant et de la baleine. Si nous avions le temps de pousser plus loin nos observations, nous verrions que le volume du cerveau, relativement à la masse du corps, présente de nombreuses différences dans les animaux :

Que dans l'homme il est	de	1	à	20 fois.
dans le singe......	de	1		25
dans le chat........	de	1		38
dans le gibbon......	de	1		48
dans le rat.........	de	1		82
dans la brebis......	de	1		155
dans l'éléphant.....	de	1		500

Oiseaux.

dans le pinson.....	de	1		19
dans le pigeon.....	de	1		91

dans l'aigle........	de 1		160
dans le serin......	de 1		231

Reptiles.

dans la salamandre terrestre il est......	de 1	à	380 fois.
dans la tortue terrestre	de 1		2240

Poissons :

dans le brochet il est	de 1	à	1305 fois.
dans le glanis.....	de 1		1837
dans le thon.....	de 1		37440

La différence qui existe entre le poids du cerveau et de la moelle épinière est au moins aussi considérable.

	cerveau.	*moelle épinière.*
Dans l'homme	43 onces.	1 once 6 gros.
le chat	25 scrupules.	6 scrupules.
le rat	37 grains.	17 grains.

Oiseaux.

cerveau.	*moelle épinière.*
37 grains.	11 grains.

Reptiles.

La moelle épinière l'emporte sur le cerveau.

	cerveau.	*moelle.*
Dans la salamandre terrestre.	1 grain.	2 grains.

Poissons.

Dans certains animaux de cette classe analogues aux vers, la moelle épinière dépasse de soixante à cent fois le volume du cerveau.

Non-seulement par l'anatomie comparée nous acquérons la certitude que le développement de l'intelligence est en raison du développement du cerveau; que la vie peut se maintenir avec un cerveau très-petit et presque nul; si nous poussions nos rapprochements plus loin, nous verrions que dans les insectes, les mollusques, le cerveau manque complétement. Mais nous verrions que les différents renflements du ganglion dont se compose la masse cérébrale, se modifient en raison de cette dégradation de l'intelligence. Ainsi, dans l'homme, les lobes supérieurs appelés hémisphères cérébraux, sont à eux seuls beaucoup plus volumineux que tous les autres renflements réunis.

Dans le singe, dans le chat et dans les autres mammifères, les ganglions supérieurs (*hémisphères cérébraux*) deviennent de moins en moins volumineux, comparativement aux ganglions latéraux et postérieurs, et les recouvrent de moins en moins.

A mesure que nous descendons dans la série animale, nous voyons ces ganglions, au lieu d'être placés verticalement les uns au-dessus des autres, se placer horizontalement et à la suite les uns des autres.

Dans les mammifères, les hémisphères cérébraux ou ganglions antérieurs très-volumineux recouvrent une partie du cervelet (ou ganglion postérieur), et sont infiniment plus volumineux que tous les autres ganglions réunis.

Dans les oiseaux, les hémisphères cérébraux, déjà beaucoup moins volumineux que dans la classe précédente, laissent le cervelet complétement à découvert et ne recouvrent qu'incomplétement les tubercules quadrijumeaux (ou ganglions latéraux).

Dans les reptiles, les hémisphères cérébraux, encore beaucoup plus petits que dans les classes précédentes, s'éloignent davantage de la forme ovale, et laissent complétement à découvert les tubercules quadrijumanx et le cervelet. Tous ces ganglions sont placés, par rapport les uns aux autres, sur un plan horizontal.

Dans les poissons, les ganglions antérieurs sont plus petits que les ganglions moyens et postérieurs.

Dans les classes inférieures, on ne trouve plus de cerveau; le système nerveux consiste dans une série de ganglions ordinairement disposés par paires et placés à la suite les uns des autres, et réunis par des prolongements médullaires plus ou moins longs, de manière à former une espèce de chaîne qui s'étend de la partie antérieure de l'animal à sa partie postérieure; à ces ganglions se rendent des filets nerveux ramifiés dans toutes les parties du corps.

Ces ganglions seront encore d'autant moins rapprochés les uns des autres, d'autant moins volumineux et d'autant moins nombreux, que nous les examinerons dans les animaux placés plus près de la partie inférieure de l'échelle.

Dans les *arachnides* (araignées), les ganglions sont encore assez rapprochés les uns des autres; réunis en deux centres, l'un des centres occupe la tête qui n'est point distinctement séparée de la poitrine et reçoit les nerfs ramifiés dans les organes sensoriels et aux pattes; l'autre, situé dans la cavité abdominale, représente une espèce de chaîne où se rendent les nerfs ramifiés dans les viscères. Ces deux centres sont réunis par deux longues commissures qui forment un anneau autour du conduit alimentaire. Un de ces centres est placé au-dessus de l'ouverture alimentaire, et l'autre au-dessous des intestins.

Dans l'*écrevisse de rivière*, l'anneau qui entoure l'œsophage est fortement tiré en long; le centre supérieur est divisé en quatre ganglions, où se rendent les nerfs de la vue, de l'ouïe, du toucher, de l'odorat; le centre inférieur, placé au-dessous des viscères intestinaux, forme une chaîne ganglionnaire où se rendent les nerfs ramifiés aux viscères, aux muscles des mâchoires, du bouclier thorachique et des pattes.

Dans les *animaux articulés* (*les papillons*), la chaîne ganglionnaire se partage également en deux centres; mais le centre supérieur est beaucoup moins considérable que le centre inférieur, et les renflements qui composent ce dernier sont moins rapprochés dans la larve que dans l'insecte parfait.

Dans les *enthelminthes* (*les vers*), le système nerveux constitue un filet composé de ganglions très-rapprochés les uns des autres, qui règne tout du long du côté ventral, depuis l'œsophage jusqu'à la fin du canal intestinal, et ce filet se termine supérieurement par deux petits renflements placés au-dessus de l'ouverture œsophagienne, auxquels se réunissent des filets nerveux qui forment un anneau autour de la bouche.

Dans les *mollusques*, dans les *rayonnés*, le système nerveux se réduit à de petits renflements unis les uns aux autres par des filets qui forment, autour de l'ouverture buccale, un véritable anneau; à ces renflements viennent se rendre les filets nerveux ramifiés dans toutes les parties du corps.

En suivant encore plus loin cette dégradation du système nerveux, nous verrions que l'espèce de gelée dont se composent les *polypes*, les *méduses*, n'est que la substance nerveuse, de laquelle n'ont point encore pu s'isoler les autres substances qui sont cachées dedans ou fondues avec elle; que tous les systèmes anatomiques ne font que se dégager ou se séparer de la masse nerveuse; que l'animal n'est que nerf; que ce qu'il est de plus, ou lui vient d'ailleurs ou est une métamorphose de nerf. Cette opinion émise par Oken est aujourd'hui partagée par un grand nombre de physiologistes.

Cette exposition du système nerveux, des différences qu'il présente dans l'homme et les autres classes d'animaux, nous paraît établir d'une manière incontestable que le degré d'intelligence est en raison du développement et de la perfection de l'organisation du cerveau, de la centralisation des ganglions; que si l'homme est si supérieur par son intelligence, c'est parce qu'il a le plus gros de tous les cerveaux en proportion, non-seulement de son corps entier, mais encore de ses nerfs et de sa moelle épinière.

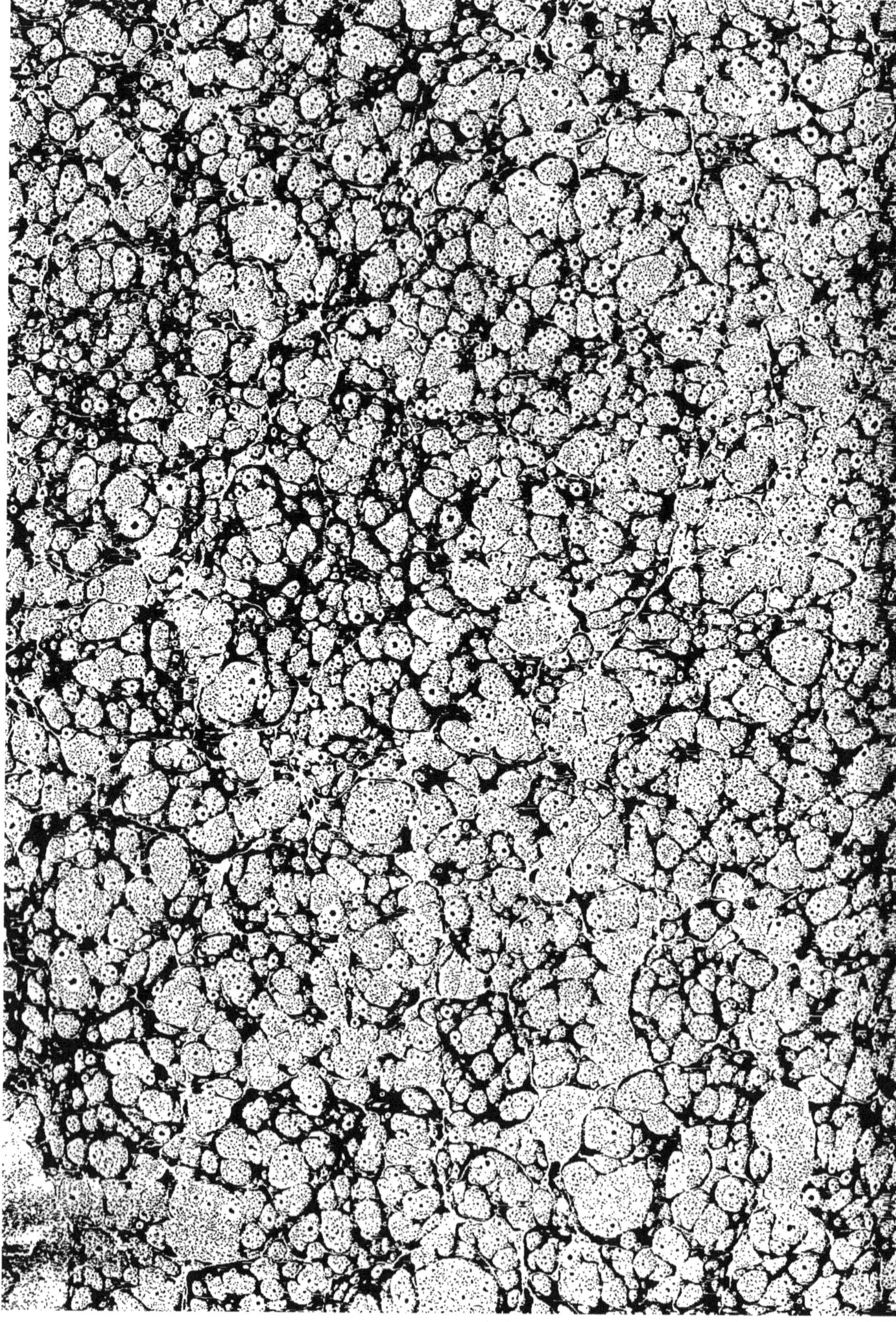

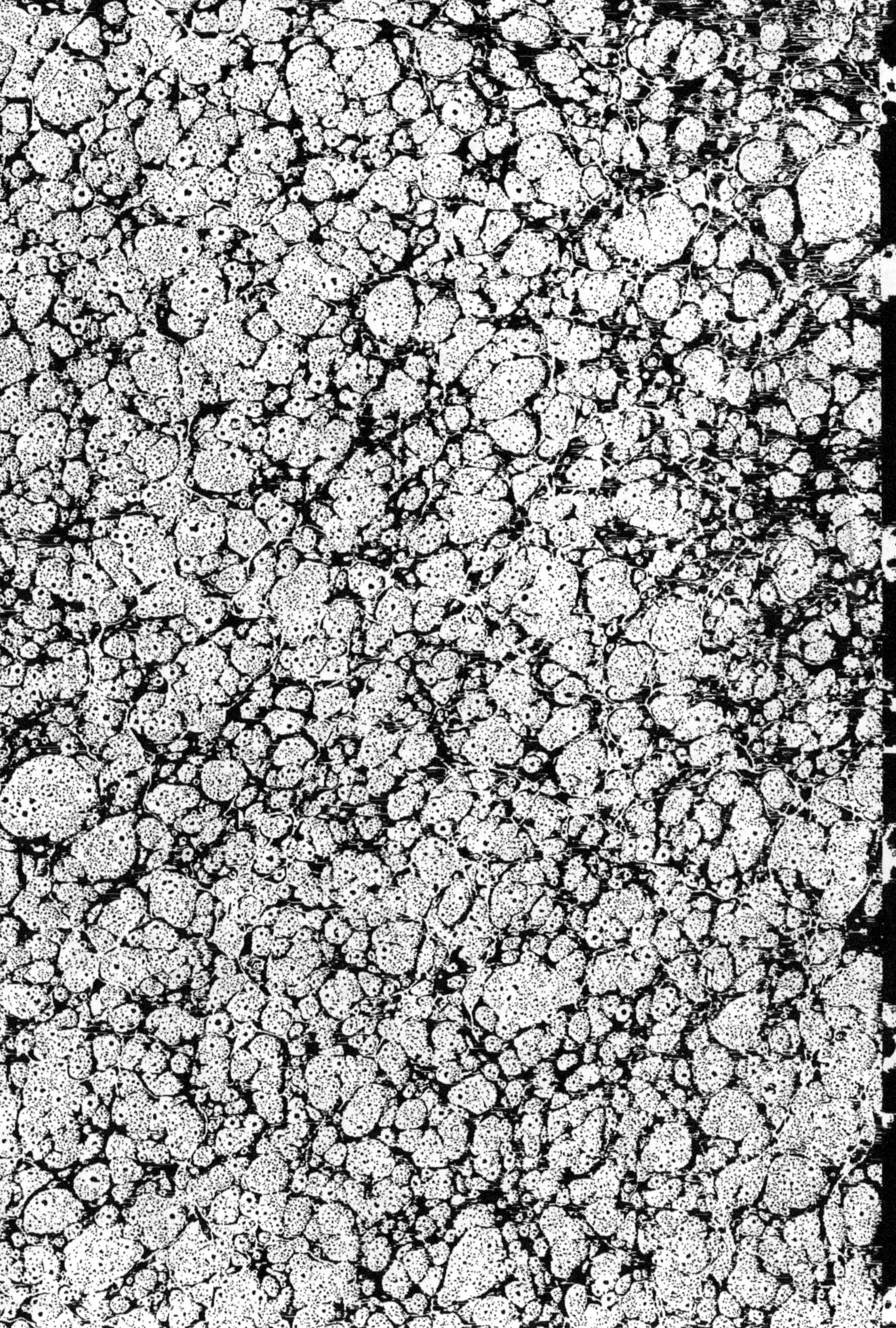

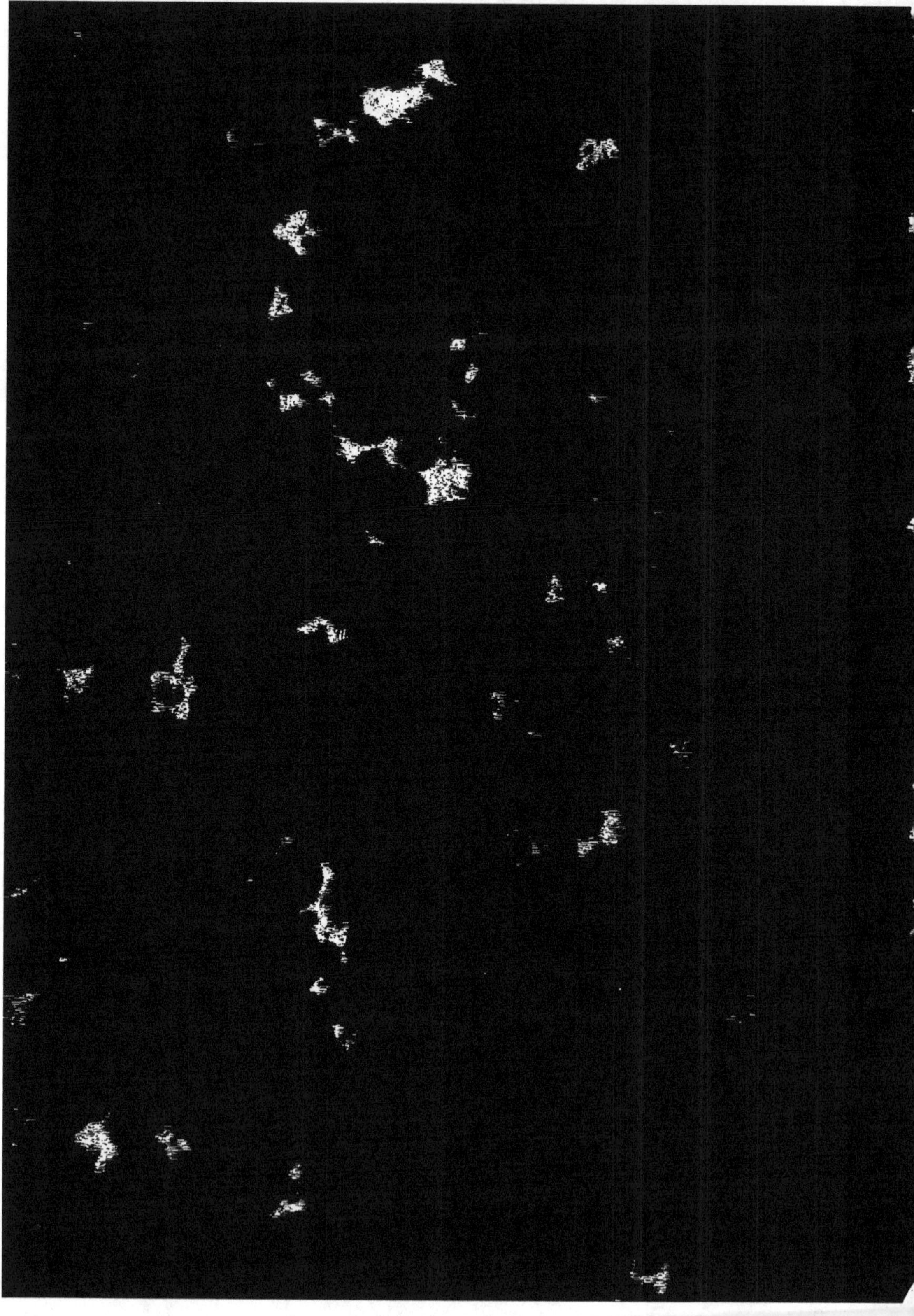

www.ingramcontent.com/pod-product-compliance
Lightning Source LLC
Chambersburg PA
CBHW072039090426
42733CB00032B/1985